面向新工科的电工电子信息基础课程系列教材

教育部高等学校电工电子基础课程教学指导分委员会推荐教材

陆军军医大学优材建设项目

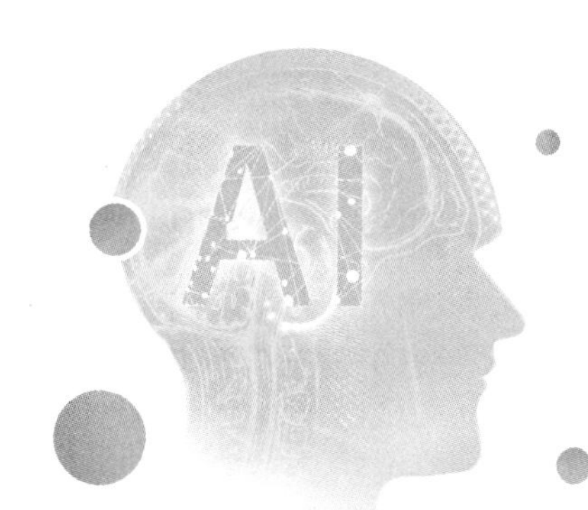

医学影像深度学习

粘永健　主　编

肖晶晶　戚　婧　副主编

清華大學出版社

北　京

内 容 简 介

本书首先简要介绍人工智能与深度学习的发展历程和应用、临床各种成像以及深度学习环境；然后重点围绕医学影像分类、目标检测和分割三大基本任务展开讲解，阐述每种任务的基本概念与临床意义，介绍典型的深度神经网络，给出医学影像数据集的构建，网络的训练、测试以及性能评价方面的具体方法；最后介绍医学影像深度学习领域常用的公开数据集。此外，针对三大基本任务给出六个案例。

本书可作为高等医科院校或高等院校医学相关专业高年级本科生和研究生的教材或参考书，也可供相关领域的科研人员、工程技术人员参考。

图书在版编目(CIP)数据

医学影像深度学习/粘永健主编. —北京：清华大学出版社，2023.7（2024.7 重印）
面向新工科的电工电子信息基础课程系列教材
ISBN 978-7-302-63555-0

Ⅰ. ①医…　Ⅱ. ①粘…　Ⅲ. ①影像诊断－高等学校－教材　Ⅳ. ①R445

中国国家版本馆 CIP 数据核字(2023)第 087758 号

责任编辑：文　怡
封面设计：王昭红
责任校对：申晓焕
责任印制：丛怀宇

出版发行：清华大学出版社
　　网　址：https://www.tup.com.cn，https://www.wqxuetang.com
　　地　址：北京清华大学学研大厦 A 座　　**邮　编**：100084
　　社 总 机：010-83470000　　**邮　购**：010-62786544
　　投稿与读者服务：010-62776969，c-service@tup.tsinghua.edu.cn
　　质量反馈：010-62772015，zhiliang@tup.tsinghua.edu.cn
　　课件下载：https://www.tup.com.cn，010-83470236
印 装 者：三河市龙大印装有限公司
经　销：全国新华书店
开　本：185mm×260mm　　**印　张**：10.5　　**字　数**：243 千字
版　次：2023 年 7 月第 1 版　　**印　次**：2024 年 7 月第 3 次印刷
印　数：2301～3300
定　价：59.00 元

产品编号：097578-01

前言

2016年，谷歌人工智能围棋程序 AlphaGo 以绝对优势战胜人类围棋世界冠军李世石，开创了人工智能里程碑式的成功，其背后的深度学习技术功不可没。2022年，深度学习再次发力，被称为史上最会聊天的机器人 ChatGPT 横空出世，人工智能领域的竞争进入白热化。作为人工智能最活跃的一个分支，深度学习在医学领域的应用也取得了巨大成功，在临床辅助诊断方面显示出良好的应用前景，一度引发了深度学习是否会代替临床医生的讨论热潮。目前普遍认为，深度学习在一段相当长的时间内将作为一种高效的辅助手段协助医生进行疾病诊断，主要目的是提高临床诊断的效率，减少漏诊率。医学影像深度学习已经成为一个重要的研究方向，越来越多的研究生在这个方向上进行科研选题。目前，深度学习领域已经出版了一系列教材和参考书，但极少针对医学影像处理。医学影像作为临床疾病诊断的重要依据之一，利用深度学习技术对其进行分析和处理具有较强的专业性、复杂性和挑战性。本书围绕医学影像深度学习展开论述，在内容设计上重点考虑医学影像分类、目标检测和分割三大基本任务，分别探讨每种任务的具体实施过程以及需要注意的问题，力求帮助学习者更好、更快地跨入医学影像深度学习的大门。

本书重点阐述如何完成医学影像深度学习任务，而非深度学习技术本身。因此，对于具体的深度学习网络，本书并没有展开讲解，读者可以参考其他相关出版物进行学习。全书共分为七章，第1章主要介绍人工智能与深度学习的基本概念和发展历程，并简要给出深度学习在医学影像处理中的研究进展；第2章主要介绍各种医学成像技术的基本原理、影像特点和临床应用；第3章主要介绍如何搭建一个深度学习环境；第4～6章分别围绕医学影像分类、目标检测和分割三大基本任务展开讲解，指出每种任务的基本概念和临床意义，介绍典型的深度神经网络，阐述医学影像数据集的构建，网络的训练、测试以及性能评价方面的具体做法；第7章主要介绍医学影像深度学习领域常用的公开数据集，并探讨公开数据集的优势、不足以及使用过程中需要注意的问题。

除了上述内容，针对医学影像分类、目标检测和分割三大基本任务，本书给出六个案例及相应的源代码。这些案例形象、直观地展示如何利用公开数据集开展医学影像深度学习方面的研究。为了便于读者自主学习，每章均配有课件和视频，扫描目录上方的二维码，即可下载教学大纲和 PPT 课件；扫描各章首页的二维码，即可观看教学视频；扫描案例首页的二维码，即可下载源代码和数据集。

本书在写作过程中得到生物医学工程与影像医学系吴毅教授、宁旭副教授和何密副

前言

教授的倾力指导。西南医院的陈伟教授、胡荣教授、胡厚源教授、陈光兴教授、刘晨副教授、华兴副教授，新桥医院的张冬教授、孙建国教授、熊希副教授，大坪医院的陈东风教授、魏艳玲副教授、刘凯军副教授、熊雁副教授、刘琏副教授，重庆市人民医院的袁伟教授，预防医学系的伍亚舟教授，基础医学院的李红丽教授为本书撰写提出了宝贵建议。陈明生、刘丽、李晨、王显棋、龚渝顺、马建川、冯阳阳、刘晶、刘静静、陈娜、张小勤、范卫杰、李颖、刘红军等参与了书稿的校对工作，硕士研究生陈子航、侯思宇、彭琦以及科研助理杨毅完成了部分插图的绘制工作。此外，本书的编写得到了生物医学工程与影像医学系董世武主任、王源协理员、钟华副主任和张珠副主任的关心和支持，清华大学出版社的编辑与编者进行了充分沟通，提出了许多宝贵的意见和建议，在此一并致以诚挚的谢意。

本书可面向高等医科院校相关专业的高年级本科生和研究生，也可用于其他高等院校医学相关专业的高年级本科生和研究生。由于深度学习技术的发展日新月异，加之编者本身学识有限，书中难免出现错误和不妥之处，恳请广大读者批评指正。

编　者

重庆陆军军医大学

2023年6月

目录

大纲+课件

目录

目录

目录

目录

案 例 篇

第1章 人工智能之深度学习

视频

1.1 人工智能简介

1.1.1 基本概念

人工智能(Artificial Intelligence,AI)是研究和开发用于模拟、延伸和扩展人的智能的理论、方法、技术及应用系统的一门新的技术科学。人工智能是一个比较宽泛的概念,其主要实现方法是机器学习(Machine Learning,ML)。在计算机系统中,“经验”通常以“数据”形式存在,机器学习研究的主要内容是如何从数据中生成预测模型的算法。深度学习(Deep Learning,DL)是基于机器学习中的人工神经网络发展而来的,作为机器学习的子集,深度学习借鉴人脑的信息处理机制,通过深度神经网络(Deep Neural Network,DNN)拟合输入和输出之间的关系。相比于其他机器学习方法,深度学习所使用的网络具有更多的参数、更复杂的架构,这使得其具备强大的非线性拟合能力,能够自动提取出更为抽象的特征,从而获得更好的预测性能。人工智能、机器学习和深度学习之间的关系如图 1.1 所示。

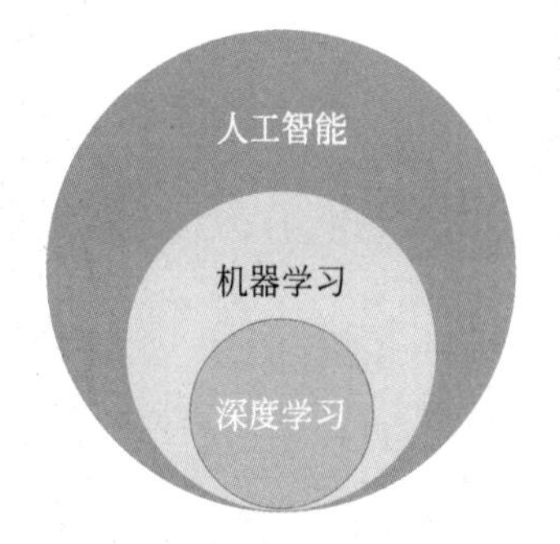

图 1.1　人工智能、机器学习和深度学习之间的关系

人工智能的研究领域主要包括计算机视觉、语音处理、自然语言处理、规划决策系统和大数据统计分析等,其具体技术涵盖图像识别、图像理解、视频识别、语音识别、语义理解、语音合成、机器翻译、情感分析和知识图谱等。人工智能可分为三个层次:第一个层次是计算智能,其主要特点是能说会算;第二个层次是感知智能,其主要特点是能听会说、能看会认;第三个层次是认知智能,其主要特点是能理解、会思考。目前,人工智能的发展总体上处于第二个层次。此外,现有的人工智能系统都是针对单一任务设计的,但正向着多任务的通用人工智能方向快速迈进。

曾几何时,人工智能是一个熟悉而又陌生的名字,只闻其名不见其形。如今,它已不再是一个隐匿于实验室的科研成果,大到工业制造、精准农业,小到日常生活、衣食住行,都有人工智能的身影。人脸识别和指纹识别技术让你告别随身携带的大串钥匙,语义理解算法帮你阻止邮箱中垃圾邮件乱窜,推荐算法根据你的购买记录推荐你最可能感兴趣的商品。未来将会陆续普及自动驾驶、家庭医疗、智能家居和个性化教育等,给人们带来全方位的智能化新体验。

1.1.2 发展历程

在人类灿烂辉煌的发展历程中,不乏古人对人工智能的孜孜以求,在诸多神话、传说、故事、寓言以及制作机器人偶的实践当中，都或多或少带有人工智能的影子。人工智能作为计算机学科的一个分支，其诞生也不过短短的70年左右，但其发展历程极不平凡，经历数次极端的大起大落，如图1.2所示。

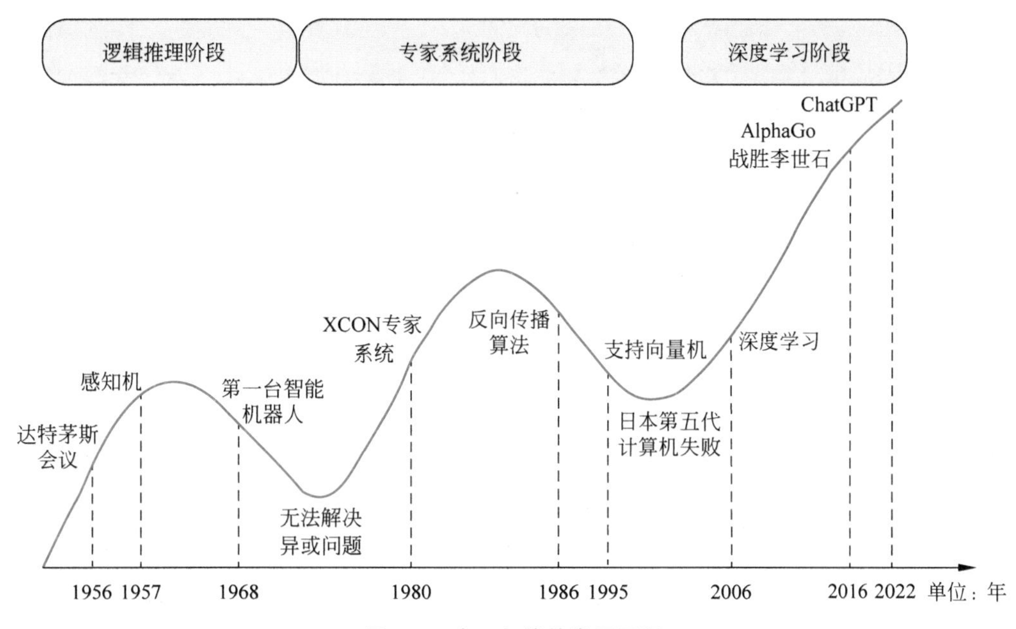

图1.2 人工智能的发展历程

1. 逐梦

1942年，美国科幻小说巨匠艾萨克·阿西莫夫(Isaac Asimov)在撰写不朽的著作 *I, Robot* 时，首次提出了机器人三定律[1]：①机器人不得伤害人类个体，或者目睹人类个体将遭受危险而袖手旁观；②机器人必须服从人给予它的命令，当该命令与第一定律冲突时除外；③机器人在不违反第一、第二定律的情况下要尽可能保护自己的生存。他可能没有想到，80多年后的今天，这部作品会成为定义现代人工智能伦理中人机交互规则的主要依据。阿西莫夫的作品启发了机器人、人工智能和计算机科学领域一代又一代科学家，其中包括美国认知科学家马文·闵斯基(Marvin Minsky)，他后来领导创建麻省理工学院人工智能实验室。1943年，沃伦·麦卡洛克(Warren McCulloch)和沃尔特·皮茨(Walter Pitts)联合发表《神经活动中内在思想的逻辑演算》一文[2]，首次将神经元的概念引入计算领域，提出了第一个人工神经元模型，从此开启神经网络研究的大门，为人类实现人工智能迈出了第一步。

在英国数学家、计算机学家艾伦·图灵(Alan Turing)短暂而又辉煌的一生中，人工智能在他的研究下得到长足发展，他被认为是人工智能之父。1950年，图灵在《计算机器与智能》一文中给出一个基本问题："机器能思考吗？"[3]，并提出通过模仿游戏或图灵测试来评估机器的"思考"能力。时至今日，图灵测试仍然被认为是确定人工智能系统智能程度的基准，即一个人通过键盘向被测试者发问，另一个不知情的人试图从一系列回答中识别被测试者是人还是计算机。如果被测试者是一台计算机但未被识别出来，那么这台计算机便通过了图灵测试。时至今日，图灵测试仍然在影响着人工智能技术的发展。

2. 缘起

1956年的夏天，由于对自动化理论、神经网络和认知科学产生共同的兴趣，马文·闵斯基、约翰·麦卡锡(John McCarthy)、克劳德·香农(Claude Shannon)和纳撒尼尔·罗切斯特(Nathaniel Rochester)等在新罕布什尔州的达特茅斯学院进行了为期两个月的研讨会。这次会议虽然没有取得广泛共识，但确立了“人工智能”一词。需要说明的是，“人工智能”最早是由约翰·麦卡锡提出的，其基本定义为：制造智能机器的科学与工程，强调计算机与人工智能之间的并行成长。达特茅斯会议的召开标志着人工智能学科的正式诞生。从此，人类对于人工智能的研究步入一个崭新的阶段。

在达特茅斯会议之后的近20年里，世界各国科学家在人工智能领域取得了一系列研究成果。艾伦·纽维尔(Allen Newell)和赫伯特·亚历山大·西蒙(Herbert Alexander Simon)通过模拟人类大脑解决问题的方式，提出了“通用问题解决器模型”，这被认为是人工智能在“人类推理”框架下的第一个工作[4]。1957年，弗兰克·罗森布拉特(Frank Rosenblatt)创建了单层感知机模型，如图1.3所示，它可以完成一些相对简单的计算机视觉任务(二分类问题)，在当时引起不小的轰动，弗兰克·罗森布拉特也一度成为当时的风云人物。感知机模型是一个具有试错学习能力的模拟神经网络，被认为是现代神经网络的起源算法[5]。

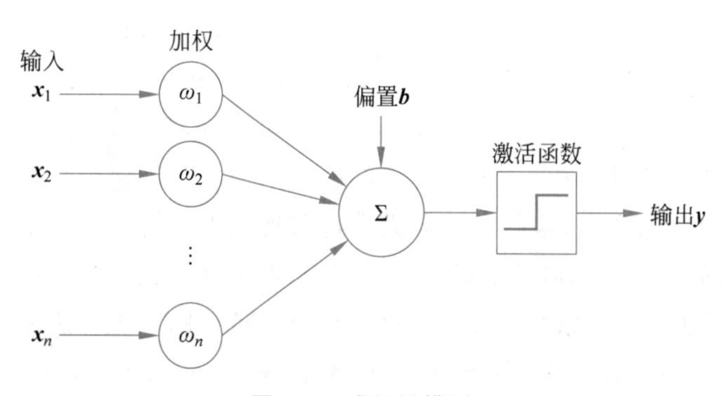

图1.3 感知机模型

1958年，约翰·麦卡锡发明了名为LISP(LISt Processing，链表处理)的人工智能专用编程语言，并成为该领域接下来30年间最流行的编程语言。20世纪60年代，世界上第一个工业机器人Unimate被安装在美国新泽西州的一个工厂。1966年，麻省理工学院的约瑟夫·威森鲍姆(Joseph Weizenbaum)开发了人工智能史上第一个自然语言聊天机器人ELIZA，能够模仿临床心理医生与患者进行对话。1968年，美国斯坦福大学人工智能研究中心研制出世界上第一台智能机器人Shakey，自身携带的视觉系统使得其能够根据人类的指令完成一些简单的任务。然而,看似一片欣欣向荣的发展态势,实则暗藏杀机,人工智能很快迎来第一次劫难。

3. 劫至

20世纪60年代末,人工智能的研究逐步陷入停滞,主要由三个关键因素导致[3]。首先,早期人工智能系统没有采用自底向上的分析方法,仅仅是复制人类执行任务的方式;其次,人工智能研究者没有认识到问题的复杂性,当时的人工智能程序主要解决对象少、复杂度低的问题,人们通常认为"扩大"到更大的问题仅仅需要更先进的硬件。然而,计算复杂度理论的发展证明这种认识是错误的;最后,单层感知机基本结构的局限性使人们对神经网络产生了消极的认识。1969年,马文·闵斯基在《感知机》一书中指出感知机的表征能力非常有限,单层感知机不能解决"异或问题",即无法解决线性不可分问题。鉴于马文·闵斯基在人工智能领域的巨大影响力,他的这一观点直接导致全球对神经网络研究资金的大幅削减。虽然把单层感知机堆叠成多层感知机可以求解线性不可分问题,但缺乏有效的计算方法。1973年,著名数学家詹姆斯·莱特希尔(James Lighthill)向英国政府提交报告质疑人工智能的实际价值,随后美国和英国政府开始减少对人工智能研究的支持,人工智能步入第一个寒冬。朔风凛凛雪漫漫,直至20世纪80年代,人工智能的发展才迎来转机。

20世纪80年代早期,"专家系统"的兴起给人工智能带来短暂的复兴,"知识库+推理机"的结合使得名为XCON的专家系统取得巨大成功,科学家逐渐专注于研究针对具体领域问题的专家系统。与此同时,日本学者福岛邦彦(Kunihiko Fukushima)提出了第一个卷积神经网络(Convolutional Neural Network,CNN)架构Neocognitron,揭开了CNN研究的序幕。1986年,大卫·鲁梅尔哈特(David Rummelhart)、杰弗里·辛顿(Geoffrey Hinton)和罗纳德·威廉姆斯(Ronald Williams)共同提出了人工神经网络中的反向传播算法[6],解决了多层感知机的训练难题,推动了业界对于神经网络的研究。

随着研究的不断深入,人们发现专家系统通用性较差,不具备自学能力,并且维护专家系统的规则越来越复杂,费用也越来越高。虽然反向传播算法解决了多层感知机的训练问题,但其缺乏坚实的理论基础,可解释性较差。此外,日本政府提出的第五代计算机的研制计划最终以失败告终。一系列打击使得人工智能领域的研究再次遭遇财政困难,心寒的研究者选择不再相信,人工智能的发展进入第二个寒冬。

4. 重生

20世纪90年代初,机器学习成为人工智能研究领域的焦点,其目的是让机器具备自动学习的能力,通过算法使得机器可以从大量历史数据中学习规律并对新的样本进行判断或预测。这一转变促使一系列公共基准数据集的开发,例如MNIST数据集(0~9的灰度手写数字图像)、耶鲁人脸数据集和肺癌数据集等,大量公开数据集的创建使得人工智能研究萌发出新的希望。1995 年,丹麦科学家科琳娜·科尔特斯(Corinna Cortes)和俄罗斯统计学家弗拉基米尔·万普尼克(Vladimir Naumovich Vapnik)等共同提出了支持向量机(Support Vector Machine,SVM),这是一类按监督学习方式对数据进行二分类的广义线性分类器。与神经网络相比,SVM 有着简单优雅的数学表示和深厚的数学基础,机器学习从此分为神经网络和支持向量机两派。

针对神经网络的研究仍在持续进行。1989 年,杨立昆(Yann Lecun)将误差反向传播算法应用到神经网络的训练中,在手写字符识别任务中取得成功[7]。此后,杨立昆继续对 CNN 进行改进,1998 年,LeNet-5 的诞生标志着 CNN 已基本成熟。LeNet-5 是世界上最早的 CNN 之一[8],它拥有 1 个输入层、2 个卷积层、2 个池化层和 3 个全连接层,其网络架构如图 1.4 所示。LeNet-5 的规模虽小,但其包含深度学习网络的基本模块,由此也确立现代 CNN 的基本结构。CNN 的处理流程类似于人脑视觉皮层的信息处理机制,其核心处理环节是卷积,这类似于数字信号处理领域的“卷积”操作。CNN 通过卷积来提取图像中的特征,并将其映射到新的空间,池化用于降低特征图的维度,全连接层则起到“分类器”的功能。

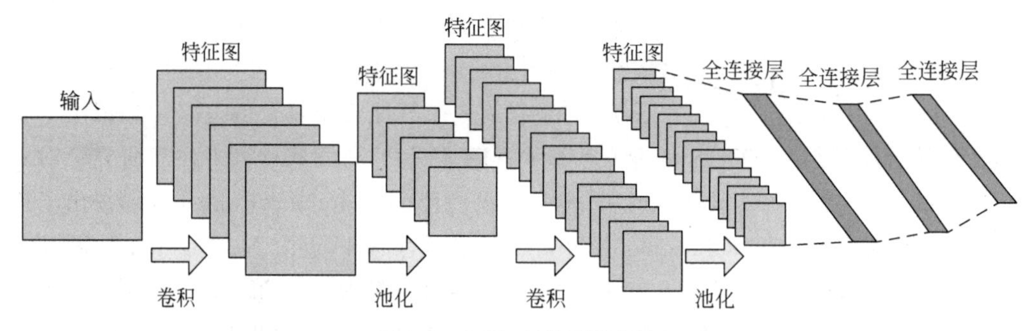

图 1.4 LeNet-5 的网络架构

令人遗憾的是,LeNet-5 在当时并未流行起来,主要原因是过少的数据量和有限的计算能力。与神经网络相比,SVM 具有严谨的数学基础和良好的分类性能,在当时席卷了整个机器学习领域,并牢牢压制神经网络的发展。直到 2006 年,加拿大认知心理学家、计算机科学家杰弗里·辛顿提出了深度学习的概念,解决了深层神经网络的训练问题,开创了人工智能发展的新局面[9]。2012 年,杰弗里·辛顿带领学生共同开发了深度神经网络 AlexNet,采用的激活函数 ReLU(Rectified Linear Unit,修正线性单元)基本上解决了神经网络训练过程中的梯度消失问题,显著提高 ImageNet 的分类基准,这使得 CNN 再次进入科学家的视线,深度学习技术造就了人工智能的第三次繁荣。

20 世纪 90 年代末,微芯片制造技术的巨大进步催生功能强大的计算机;同时,全球互联网的迅速发展和应用产生海量数据,包括大量来自地理追踪、社交媒体和电子医疗记录的文本、图像、语音、视频等多源异构数据，大数据时代悄然而至。2009年，美国斯坦福大学李飞飞领衔创建计算机视觉领域最大规模的开源图像数据集ImageNet，它包含超过1400万幅图像，图像类别数量超过2万幅。ImageNet自诞生之日起便迅速在国际上流行开来，成为各大人工智能竞赛的首选数据集。1997年，由IBM公司研发的国际象棋人工智能程序“深蓝”(Deep Blue)最终战胜国际象棋大师、世界冠军加里·卡斯帕罗夫(Garry Kasparov)，人工智能具备对抗人类的能力唤起研究者对未来人工智能系统的无限遐想。2011年，IBM公司的“沃森”在电视智力竞赛节目《危险边缘》中战胜人类冠军，向人们展示了人工智能技术在社会和商业领域的应用潜力。2016年，谷歌DeepMind的AlphaGo以4∶1的比分打败世界围棋冠军李世石，人工智能再次成为媒体、公众、政府、工业、学者和投资者关注的焦点。2022年11月30日，人工智能研究公司OpenAI推出一种人工智能技术驱动的自然语言处理工具ChatGPT(Chat Generative Pre-trained Transformer，生成式预训练Transformer)，这款号称史上最会聊天的机器人被誉为开启了一个新的时代，预示着人类在通用人工智能方向上迈出了坚实一步。目前，ChatGPT这个拥有千亿量级网络参数的通用人工智能大模型引发了新一轮全球人工智能技术发展浪潮。2024年2月16日，OpenAI又推出文生视频大模型Sora，令人叹为观止。文心一言、通义千问、盘古、KimiGPT、Vidu等国产大模型如雨后春笋般涌现。这些大模型的出现正推动人工智能从以专用小模型定制训练为主的“手工作坊时代”，逐渐迈入以通用大模型预训练为主的“工业化时代”。

时代的号角已经吹响，随着人工智能技术研究门槛的降低，英伟达、谷歌、微软、脸书、百度、阿里等互联网巨头，以及许多初创科技公司，纷纷加入人工智能的研究行列，并投入大量人力、物力和财力，力求在人工智能市场上占有一席之地。目前，深度学习已经成为新一轮科技革命和产业变革的核心驱动力，其研究成果也是日新月异。随着新技术的逐渐成熟和大众的广泛接受，人工智能已经成为世界各国未来发展战略的重要组成部分。人工智能的快速发展正从各个方面改变着人们的生活，急剧膨胀的数据量、不断进步的算力以及更先进的优化算法使得人工智能在越来越多的任务中超越人类。历经几十年的赞扬与批判，人工智能发展之路从不平坦，披荆斩棘之后，正式步入蓬勃发展的快车道。

我国也非常重视人工智能的发展与应用，国家也在加快发展先进制造业，推动互联网、大数据、人工智能与实体经济的深度融合。党的二十大报告指出：推动战略性新兴产业融合集群发展，构建新一代信息技术、人工智能、生物技术、新能源、新材料、高端装备、绿色环保等一批新的增长引擎。我们要深入学习贯彻党的二十大精神，在习近平新时代中国特色社会主义思想指引下，牢牢把握推动高质量发展这个首要任务，加快研究新一代人工智能，推动新质生产力的发展，更好地服务于实现“两个一百年”奋斗目标。

1.2 深度学习简介

1. 相对优势

机器学习是人工智能领域发展最快的一个分支。传统的机器学习算法包括逻辑回归、K 近邻、朴素贝叶斯、决策树、随机森林、支持向量机和人工神经网络等。深度学习的实现主要借助深度神经网络，相比于传统机器学习算法，其最大特点是开辟了一种端到端(End-to-End)学习的新模式，省去传统机器学习中的特征工程，尤其适合解决图像处理的相关任务。对于一幅图像而言，传统机器学习首先需要对输入数据进行人工特征提取和选择，包括图像的边缘、颜色和空间位置等信息，得到特征向量之后，再利用经典的机器学习算法对图像进行识别和判定。在深度学习的识别过程中，无须手动进行特征提取操作，深层次的网络结构会自动从图像中提取有价值的特征，并据此做出判决。

由此可见，深度学习技术可以有效减少人工干预，增强了预测结果的稳定性。此外，随着数据量的增加和任务复杂度的不断提升，面向线性可分或简单非线性任务的传统机器学习方法表现不尽如人意。深度学习可以拟合输入数据和输出数据之间高度复杂和难以理解的非线性关系，在完成实际的复杂任务中表现优异。随着深度学习相关算法的不断改进以及 GPU(Graphics Processing Unit，图形处理单元)等硬件的出现，进一步推动了深度学习在各种场景下的发展和应用。

2. 发展进程

CNN 并不是新鲜事物，其最早可以追溯到 1998 年的 LeNet。在沉寂 14 年之后，2012 年，包含 5 层卷积层和 3 层全连接层的 AlexNet 网络横空出世，借助 GPU 进行网络训练，并引入 ReLU 激活函数、局部响应归一化、数据增广和随机失活等操作，在当年 ILSVRC(ImageNet Large Scale Visual Recognition Challenge，ImageNet 大规模视觉识别挑战)竞赛中一举夺魁。自从 AlexNet 打响深度学习研究热潮的第一枪，深度学习在计算机视觉领域的发展更是突飞猛进、日新月异。

随后的网络结构从深度和宽度两方面发展。牛津大学提出的 VGG(Visual Geometry Group，视觉几何组)加深了网络深度，最高可达到 19 层，并用多个感受野较小的 3×3 卷积核代替 AlexNet 网络中较大的卷积核，减少了网络参数，增加了模型非线性表达能力，在 2014 年 ILSVRC 竞赛的分类任务中获得第二名，在定位任务中斩获第一名。同年，GoogLeNet(也称为 InceptionNet V1)在网络加深的基础上，通过增加网络宽度对图像特征进行多尺度提取，增强了网络的表达能力。

随着网络深度的逐步加深，利用随机梯度下降法进行误差的反向传播容易引发梯度消失或爆炸，从而造成模型出现明显退化。2015 年，基于恒等映射的思想，何恺明提出的

ResNet 网络解决了网络深度的增加所带来的训练困难问题，在同年 ILSVRC、MS COCO（Microsoft Common Objects in Context，微软上下文中的常见对象）竞赛中横扫对手，在分类、目标检测和分割任务中均斩获第一名。2016 年，DenseNet 惊艳登场，其既没有从网络深度下手，也没有从网络宽度开刀，而是对每层的特征图进行复用，以此缓解梯度消失问题，增强网络中的特征传递，在提高网络性能的同时减少网络参数量。

随后的网络结构一方面朝轻量级发展，以期应用于移动端设备，代表性的网络包括 MobileNet 和 ShuffleNet 等；另一方面，注意力机制的兴起使得深度网络能够在全局图像中获得重点关注的目标，典型的注意力模块包括 SE（Squeeze and Excitation，挤压和激励）、CBAM（Convolutional Block Attention Module，卷积块注意模块）和 PAM（Position Attention Module，位置注意模块）等，它们的提出也促使网络结构不断得以改进。2020 年，来自自然语言处理（Natural Language Processing，NLP）领域的全注意力网络 Transformer 雷霆乍现，Transformer 所具备的长距离建模以及并行计算能力使其在 NLP 领域取得巨大成功。值得一提的是，ChatGPT 的背后正是使用了 Transformer 架构。Transformer 也逐渐拓展至计算机视觉领域，诞生了面向图像和视频处理的视觉 Transformer（Vision Transformer）。此后，关于 Vision Transformer 的各种改进如雨后春笋般涌现，在诸多计算机视觉任务中均展现出强大性能。2022 年初，ConvNeXt 欲强势带领 CNN 回归，究竟谁才是计算机视觉领域的王者？还需等待时间的验证。

2019 年 3 月 27 日，美国计算机学会宣布将 2018 年图灵奖（被誉为计算机领域的诺贝尔奖）颁发给深度学习领域的三位先驱：杨立昆、杰弗里·辛顿和约书亚·本吉奥（Yoshua Bengio），如图 1.5 所示（图片源自网络），以褒奖他们在推动深度神经网络技术发展中所做的突出贡献。2015 年，三位深度学习先驱在 *Nature* 上联合发表名为《深度学习》的论文，系统讲述了深度学习为传统机器学习带来的变革[10]。当今的人工智能技术已经对人们的生活产生了深远影响，这一切都离不开三位先驱的开创性工作。

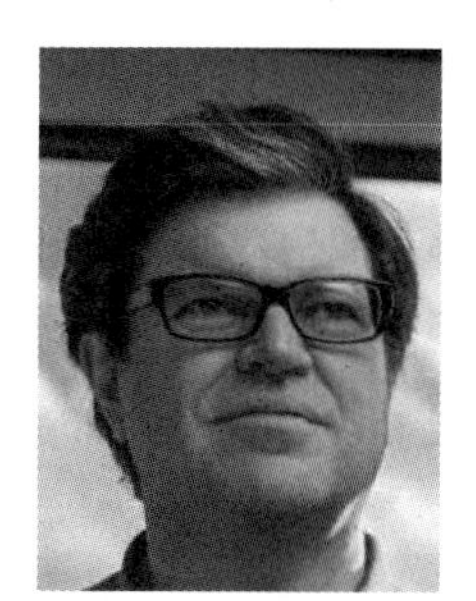
(a) 杨立昆

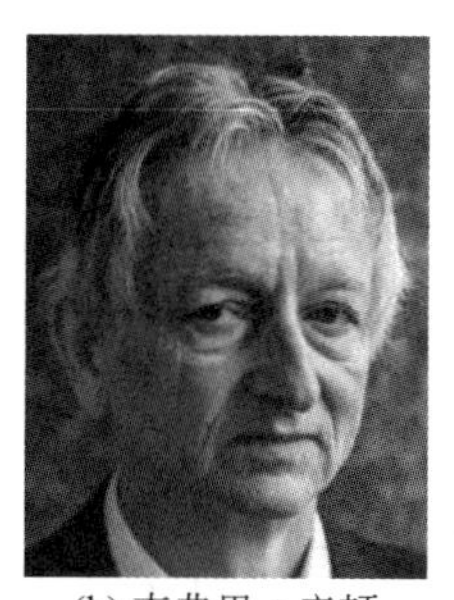
(b) 杰弗里·辛顿

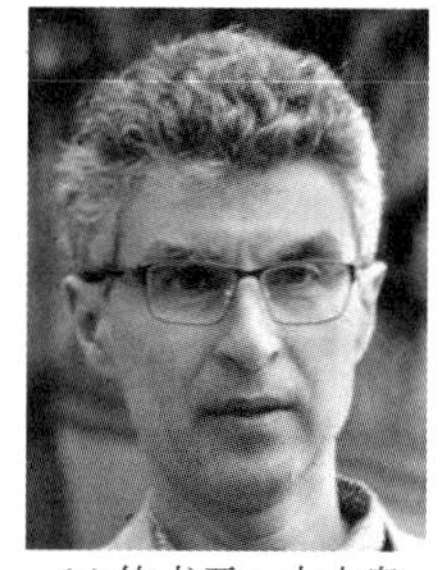
(c) 约书亚·本吉奥

图 1.5　2018 年图灵奖获得者

人工智能的迅速发展已经引发世界范围内的科技革命和产业变革，深度学习便是其中最具颠覆性的技术。然而，人工智能也是一把双刃剑，在享受它所创造便利的同时，也要警惕潜在的威胁。例如，2020 年，计算机视觉领域的知名学者约瑟夫·雷蒙（Joseph

Redmon)在个人推特上宣布,将停止一切计算机视觉方面的研究,原因是他开源的智能算法已经被用于军事和隐私问题。英国著名的物理学家霍金就曾警告:“创造人工智能可能是人类文明史上最伟大的事件,但也可能是最后一个。”目前,人工智能可能带来的潜在威胁已经得到越来越多科学家的关注。虽然现有的人工智能技术水平仍处于弱人工智能阶段,但仍要未雨绸缪,防患于未然。正如习近平总书记所说:“要加强人工智能发展的潜在风险研判和防范,维护人民利益和国家安全,确保人工智能安全、可靠、可控。”

1.3 深度学习在医学影像处理中的应用 

医学影像是临床疾病诊断的重要依据之一。1895 年,德国物理学家伦琴发现 X 射线可以无创观察人体内部,开创了放射医学新纪元。目前,X 射线成像已成为一种临床广泛使用的检查方式,后来陆续出现了一系列医学成像方式,包括计算机断层扫描(Computed Tomography,CT)、超声(Ultrasound)、磁共振成像(Magnetic Resonance Imaging,MRI)、正电子发射断层扫描(Positron Emission Tomography,PET)、内窥镜成像和数字病理成像等。

医疗数据中超过 90%来自医学影像,世界各国的医院以及健康管理中心每天都会生成海量的医学影像,目前主要依靠人工对疾病进行判读,这给临床诊断带来巨大挑战,给临床医生带来沉重负担,但同时也为疾病诊断模式的变革带来新机遇。深度学习技术能够利用海量医学影像生成预测模型,可以有效辅助临床医生对疾病进行分析和判决,从而提高临床诊断的准确率和效率。在临床诊治的各个阶段,医学影像信息在临床决策中均发挥着至关重要的作用,包括检测、表征、分期、治疗反应评估、疾病复发监测以及指导介入手术等。随着深度学习技术在医学影像处理领域的应用不断深入,其在临床辅助诊断方面的表现越来越受到关注,在很多疾病诊断上表现出与临床专家相媲美的能力。随着“健康中国”国家战略的深入实施,医学影像深度学习必将迎来更大的发展机遇。

根据学习范式的不同,机器学习可分为无监督学习、半监督学习和监督学习。无监督学习所使用的训练数据没有明确的标签,通过使用某种算法去探查数据的内在结构,例如,聚类分析就是无监督学习的一种典型范例。监督学习所使用的训练数据具有明确的标签,机器学习通过训练可以找到特征和标签之间的联系。半监督学习是无监督和监督相结合的一种学习方法,它可以利用少量有标签的数据和大量无标签数据进行训练。医学影像深度学习大部分属于监督学习,需要进行大量的影像标注工作,“有多少人工,才会有多少智能”这句话生动地折射了目前人工智能的发展现状。目前,深度学习在医学影像中的应用主要包括以下几个方面:

1. 医学影像分类

分类(Classification)是深度学习最早对医学影像处理做出重要贡献的领域之一,也是面向计算机辅助诊断的一个基本任务。医学影像分类侧重于影像的整体性描述，通过影像学表现对疾病的属性进行判决。医学影像分类可以分为二分类问题和多分类问题，二分类问题通常判断病变的有或无，或者识别病变的两类属性（如肿瘤的良性、恶性等）。多分类问题也是临床诊断中较为普遍的一种任务，通常用于多类别病变识别的场景。目前，医学影像分类的典型进展包括新型冠状病毒感染的诊断[11-12]、肿瘤诊断[13]、糖尿病视网膜病变分类[14]和消化系统疾病的诊断[15]等。

2. 医学影像目标检测

医学影像分类只能获取影像中病变的类别。然而，在很多情况下病变的位置也是临床医生所关心的重要信息之一，它可以在视觉方面对分类结果形成一个有力的证据支持。医学影像目标检测（Object detection）不仅能够给出病变的类别，而且可以利用矩形框对病变区域进行空间定位。例如识别和定位头颅 MRI 中的微出血[16]、胸部异常定位[17]以及内窥镜下的息肉检测[18]等。

3. 医学影像分割

相比于目标检测，医学影像分割（Segmentation）能够提供更为精细的目标边界信息，对于病变的定量分析和三维可视化具有重要意义。首先，针对特定器官或者病变的分割有助于排除其他结构对影像分类决策的影响，例如肺实质分割后进行肺炎检测、皮肤病变分割识别黑色素瘤等；其次，精确的病变分割有助于其后续治疗，如牙根分割[19]、肿瘤分割[20]；最后，特定病变的分割有助于精确的定量分析，如 CT 影像中脑出血和脑水肿的分割和测量[21-22]、超声心动图中左心室的分割和测量[23]等。此外，还有一些研究集中在多器官的分割[24]，主要面向腹部或盆底区域，可为后续的三维重建打下坚实基础。

4. 医学影像配准

医学影像配准（Registration）是指对一幅医学影像寻求一种空间变换，使它与另一幅医学影像的对应点达到空间上的一致。配准的结果应使两幅影像上所有的解剖点，或至少所有具有诊断意义的点及手术感兴趣的点达到空间坐标上的匹配。医学影像配准可综合患者多方面的信息，从而提高临床诊治水平。利用深度学习进行医学影像配准可分为监督和无监督两种，其中监督配准需要获取影像数据的金标准作为监督信息，而无监督配准无须标注数据，仅使用影像相似度损失和正则化损失来监督网络的训练。目前，无监督配准方法已经成为医学影像配准领域研究的重点，无须获得代价高昂的标注信息就能取得与传统方法相当甚至更高的配准精度[25]。VoxelMorph 是目前较为流行的一个面向图像配准的深度卷积网络，它是参考深度分割网络设计的，能够有效配准脑部和其他三维影像[26]。常见的配准任务有：头颅 CT 和 MRI 影像之间的配准[27]、头颅 T1

和 T2 加权 MRI 影像的配准[28]、前列腺 MRI 影像和超声影像的配准[29]等。

5. 医学影像复原

医学成像过程中不可避免地会受到噪声、伪影等因素的影响，从而造成医学影像的降质。为了降低辐射影响，并减少患者运动或器官自身运动带来的伪影，低剂量 CT 与降低 K 空间采样率的 MRI 成像质量通常较差。医学影像复原(Recovery)旨在从退化的输入医学影像中获得原始的高质量影像，其任务包括低剂量 CT 的增强[30]和 MRI 的欠采样重建[31]等。

6. 其他任务

除了上述几个常见的领域，深度学习在医学影像处理中还有许多其他应用。影像合成技术可用于扩展医学数据集或医学影像模态转换[32]，基于内容的影像检索可在海量数据库中发现关键知识[33]，为识别类似病例、了解罕见疾病并最终改善患者诊断提供了可能。此外，文本报告和医学影像的结合创造了两个研究方向，即利用报告来提高影像分类的准确性、从影像自动生成文本报告。鉴于 PACS(Picture Archiving and Communication System，影像归档和通信系统)中包含丰富的影像和诊断报告信息，这或许是深度学习可以拓展的一个方向。

1.4 本章小结

本章主要介绍人工智能和深度学习的基本概念及其曲折的发展历程，通过对比深度学习与传统机器学习的差异，指出深度学习在医学影像处理中的优势，并简要总结深度学习在医学影像处理中的典型应用。需要指出的是，分类、目标检测和分割是医学影像深度学习的三大基本任务，在临床辅助诊断和预后评估中有着广泛应用，后续会有专门章节分别进行介绍。人工智能技术能有今天的蓬勃发展，与深度学习之父杰弗里·辛顿在该领域的长期耕耘密不可分。回顾人工智能发展的艰难历程，即便在其跌入低谷之际，辛顿团队仍然默默坚守、潜心研究，勇当“人工智能寒冬的守夜人”，直至成为“深度学习的奠基人”，这种板凳甘坐十年冷的科学精神值得每个人学习。

参考文献

[1] Haenlein M, Kaplan A. A brief history of artificial intelligence: on the past, present, and future of artificial intelligence[J]. California Management Review, 2019, 61(4): 5-14.

[2] McCulloch W S, Pitts W. A logical calculus of the ideas immanent in nervous activity[J]. The Bulletin of Mathematical Biophysics, 1943, 5(4): 115-133.

[3] Toosi A, Bottino A, Saboury B, et al. A brief history of AI: how to prevent another winter (a critical

review) [J]. PET Clinics,2021,16(4): 449-469.

[4] Newell A,Shaw J C,Simon H A. Report on a general problem-solving program[C]. Proceedings of the International Conference on Information Processing,Paris,France,1959: 256-264.

[5] Rosenblatt F. The perceptron: a perceiving and recognizing automaton[R]. Ithaca, NY: Cornell Aeronautical Laboratory,1957.

[6] Rumelhart D E,Hinton G E,Williams R J. Learning representations by back-propagating errors [J]. Nature,1986,323: 533-536.

[7] LeCun Y,Boser B E,Denker J S,et al. Back propagation applied to handwritten zip code recognition [J]. Neural Computation,1989,1(4): 541-551.

[8] LeCun Y,Bottou L,Bengio Y,et al. Gradient-based learning applied to document recognition[C]. Proceedings of the IEEE,1998,86(11): 2278-2324.

[9] Hinton G E,Salakhutdinov R R. Reducing the dimensionality of data with neural networks [J]. Science,2006,313(28): 504-507.

[10] LeCun Y,Bengio Y,Hinton G. Deep learning [J]. Nature,2015,521: 436-444.

[11] Xiao B,Yang Z Y,Qiu X M,et al. PAM-DenseNet: A deep convolutional neural network for computer-aided COVID-19 diagnosis [J]. IEEE Transactions on Cybernetics,2022,52(11): 12163-12174.

[12] Liu J,Qi J,Chen W,et al. Multi-branch fusion auxiliary learning for the detection of pneumonia from chest X-ray images [J]. Computers in Biology and Medicine,2022,147: 105732.

[13] Tran K A,Kondrashova O,Bradley A,et al. Deep learning in cancer diagnosis,prognosis and treatment selection [J]. Genome Medicine,2021,13(1): 152.

[14] Gulshan V,Peng L,Coram M,et al. Development and validation of a deep learning algorithm for detection of diabetic retinopathy in retinal fundus photographs [J]. JAMA,2016,316(22): 2402-2410.

[15] Qi J,Ruan G C,Jia Liu,et al. PHF^3 technique: apyramid hybrid feature fusion framework for severity classification of ulcerative colitis using endoscopic images [J]. Bioengineering,2022,9(11): 632.

[16] Dou Q,Chen H,Yu L Q,et al. Automatic detection of cerebral microbleeds from MR images via 3D convolutional neural networks [J]. IEEE Transactions on Medical Imaging,2016,35(5): 1182-1195.

[17] Fan W J,Yang Y,Qi J,et al. A deep-learning-based framework for identifying and localizing multiple abnormalities and assessing cardiomegaly in chest X-ray[J]. Nature Communications,2024,15: 1347.

[18] Tajbakhsh N,Gurudu S R,Liang J. Automated polyp detection in colonoscopy videos using shape and context information [J]. IEEE Transactions on Medical Imaging,2016,35(2): 630-644.

[19] Li M,Xu X,Punithakumar K,et al. Automated integration of facial and intra-oral images of anterior teeth [J]. Computers in Biology and Medicine,2020,122: 103794.

[20] Liu X,Li K W,Yang R,et al. Review of deep learning based automatic segmentation for lung cancer radiotherapy [J]. Frontiers in Oncology,2021,11: 717039.

[21] Peng Q,Chen X C,Zhang C,et al. Deep learning-based CT image segmentation and volume measurement of intracerebral haemorrhage [J]. Frontiers in Neuroscience,2022,16: 965680.

[22] Kuang Z,Yan Z,Yu L,et al. Uncertainty-aware deep learning with cross-task supervision for PHE segmentation on CT images [J]. IEEE Journal of Biomedical and Health Informatics,2022,

26(6): 2615-2626.

[23] Liu X, Fan Y, Li S, et al. Deep learning-based automated left ventricular ejection fraction assessment using 2-D echocardiography [J]. American Journal of Physiology-Heart and Circulatory Physiology, 2021, 321(2): 390-399.

[24] Fu Y, Lei Y, Wang T, et al. A review of deep learning based methods for medical image multi-organ segmentation [J]. Physica Medica, 2021, 85: 107-122.

[25] 马露凡,罗凤,严江鹏,等. 深度医学影像配准研究进展:迈向无监督学习[J]. 中国图象图形学报, 2021, 26(9): 2037-2057.

[26] Shan S Y, Yan W, Guo X Q, et al. Unsupervised end-to-end learning for deformable medical image registration [J]. arXiv: 1711.08608, 2017.

[27] Cheng X, Zhang L, Zheng Y. Deep similarity learning for multimodal medical images [J]. Computer Methods in Biomechanics and Biomedical Engineering: Imaging & Visualization, 2018, 6(3): 248-252.

[28] Mohseni S S S, Khan S, Erdogmus D, et al. Real-time deep pose estimation with geodesic loss for image-to-template rigid registration [J]. IEEE Transactions on Medical Imaging, 2019, 38(2): 470-481.

[29] Hu Y, Modat M, Gibson E, et al. Weakly-supervised convolutional neural networks for multimodal image registration [J]. Medical Image Analysis, 2018, 49: 1-13.

[30] Zavala-Mondragon L A, Rongen P, Bescos J O, et al. Noise reduction in CT using learned wavelet-frame shrinkage networks [J]. IEEE Transactions on Medical Imaging, 2022, 41(8): 2048-2066.

[31] Zibetti M V W, Knoll F, Regatte R R. Alternating learning approach for variational networks and undersampling pattern in parallel MRI applications [J]. IEEE Transactions on Computational Imaging, 2022, 8: 449-461.

[32] Yu B, Wang Y, Wang L, et al. Medical image synthesis via deep learning [J]. Advances in Experimental Medicine and Biology, 2020, 1213: 23-44.

[33] Litjens G, Kooi T, Bejnordi B E, et al. A survey on deep learning in medical image analysis [J]. Medical Image Analysis, 2017, 42: 60-88.

第2章 医学成像简介

视频

医学影像是利用特定的成像设备，以非侵入方式所获取的人体内部组织的影像。医学影像中蕴含着丰富的人体内部信息，可以直观展示组织的结构、脏器的形态和功能等，这使得医学影像已经成为临床诊断和医学研究中的重要依据之一。随着医学成像技术的不断发展，医学影像在临床疾病的预防和治疗方面所发挥的作用越来越大。目前，临床常见的成像方式包括X射线成像、CT成像、MRI成像、超声成像、医疗内窥镜成像和数字病理成像等，每种成像方式都有其独特的优势和应用范围。本章主要对上述各种成像方式的基本原理、影像特点和临床应用进行简要概述，为后续介绍医学影像深度学习打下基础。

2.1 X射线成像

2.1.1 成像原理

德国物理学家威廉·康拉德·伦琴（Wilhelm Conrad Röntgen）在1895年进行阴极管放电实验时，偶然发现一种肉眼不可见但能使黑屋中的胶片感光的射线，由于当时并不知道这是一种什么样的射线，遂命名为“X射线”[1]。

由于X射线波长短、能量大，照射到物质上仅部分被吸收，大部分经由原子间隙透过，表现出很强的穿透能力，这使得人们很快就意识到它在医学成像中的应用潜力。由于人体不同组织密度和厚度差异较大，X射线被人体组织不同程度吸收后（例如骨骼吸收的X射线量要多于肌肉吸收的量），到达射线接收装置的X射线量不同，经显影后就形成了不同灰阶的影像。当组织存在病变时，其密度和厚度会相应发生变化，在X射线影像上的亮度也会随之产生变化，针对病变诊断的描述通常是密度增高或者密度降低。图2.1给出了临床X射线成像示例。

2.1.2 影像特点

X射线束穿透人体不同密度和厚度组织后，线束传播路径上各层投影相互叠加就形成X射线影像。某些组织结构的投影因重叠增益而更好地显示出来，但另一些较深的组织结构投影因射线抵消而较难或无法显示。从视觉上看，X射线影像是一个具有不同灰阶的影像，所穿过的物质密度越高、厚度越厚，对X射线的吸收就越多，在影像上的表现就越白；物质密度越小、厚度越薄，对X射线的吸收就越少，在影像上的表现就越黑。正常情况下，根据对X射线吸收程度的不同，可以把生物体组织分为三类：①高密度组织，如骨骼，在影像上呈白色；②中等密度组织，如软骨、肌肉、神经、实质器官、结缔组织、体液，在影像上呈灰白色；③低密度组织，如脂肪、含气组织，在影像上呈灰黑或深黑色。

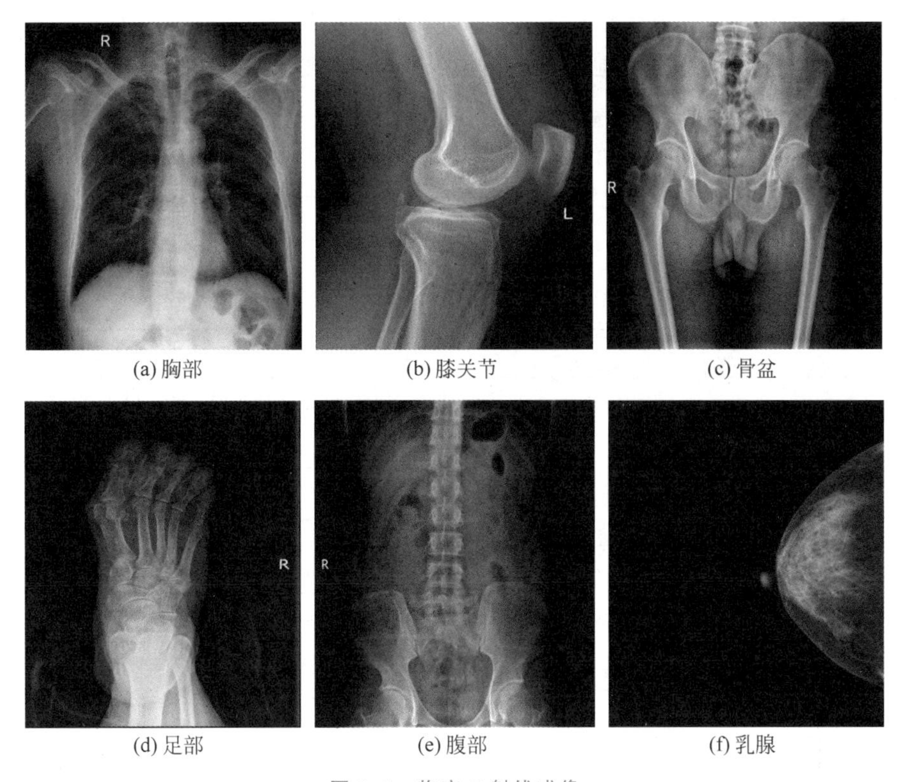

(a) 胸部 (b) 膝关节 (c) 骨盆

(d) 足部 (e) 腹部 (f) 乳腺

图 2.1 临床 X 射线成像

2.1.3 临床应用

X 射线的发现是 19 世纪末 20 世纪初物理学的三大发现之一。X 射线在医学中的成功应用,开创了医学影像新纪元。X 射线在发现体内高密度异物上的优势使其在战创伤诊断方面得到应用。1898 年的美西战争期间,美国的弗雷丝曼利用 X 射线成像成功找到美军伤员体内的弹头和弹片,这可以看作 X 射线在军事卫勤领域的最早应用。总的来讲,X 射线成像具有以下优点:①成像速度快,节省患者的就医时间;②检查费用低廉,适合常规检查;③对于移位骨折、骨质改变等骨病诊断效果好;④可拍摄动力位相,能够发现患者在改变体位时才感觉不适的疾病。以上优点使得 X 射线成像在临床疾病筛查方面获得广泛应用,尤其是在全身骨折和胸部疾病的诊断方面。目前,X 射线成像设备已经成为各级医院放射科的常规设备。

然而,X 射线成像也存在如下不足:①影像的密度分辨率相对较低,在一定程度上影响疾病诊断;②影像存在组织重叠,会掩盖一些微小的病变;③对肝脏、胰腺等软组织内部的差异无法辨别;④存在较强的电离辐射,不适合某些特定人群。

在 X 射线发现的早期,医学工作者并不知道其具有很强的电离辐射,对其没有任何防护,这使得针对 X 射线的早期研究付出了巨大代价,很多科学家和医学工作者因为接受了过量辐射而残疾或者去世。据报道,伦琴学会曾在 1920 年举办过一次晚宴,在场的绝大多数学者都因上肢残疾，无法享用香喷喷的烤鸡，只能流下悲伤的泪水。民间对X射线的追捧也到了十分狂热的地步。新婚夫妇用X光机拍摄婚纱照；商场使用X光机查看顾客所购买的鞋子是否合脚。为了警示后人，放射学家克劳斯不惜截掉自己癌变的双手，将其展示在伦琴博物馆里。目前，国际上已经制定了非常严格的X射线防护规范，最大程度地保护医患双方的生命安全。表2.1给出了X射线成像设备在临床上的应用。

表2.1 X射线成像设备在临床上的应用

X射线成像	临床应用
数字化X射线成像系统	可用于全身多个部位检查，如呼吸系统、泌尿系统，以及骨骼、腹腔和盆腔
X射线骨密度仪	通过测量人体对X射线的衰减程度评估患者骨骼及邻近组织的骨密度和矿物质含量
血管造影X射线	用于对心、脑血管和周围血管等进行造影检查和介入治疗
乳腺X射线摄影	专用于对人体乳腺组织的摄影
胃肠X射线成像	专用于临床胃肠道的X射线透视和摄影检查
口腔X射线成像	专用于牙齿的X射线摄影
移动式X射线成像	可将X线机移动至病房、手术室等地，对不宜移动的患者进行摄影或透视使用

2.2 CT成像

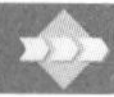

2.2.1 成像原理

1967年，英国工程师高德弗里·亨斯菲尔德(Godfrey Hounsfield)在X射线成像基础上发明了CT成像设备[2]。1971年，亨斯菲尔德研制的CT成功为一名英国妇女诊断出脑部肿瘤，获得了世界上第一幅脑肿瘤影像，这被誉为“放射诊断学史上又一个里程碑”，放射诊断学从此进入CT时代。

CT成像利用X射线束在一定厚度的层面上从多个方向扫描人体特定的组织，由于人体组织具有不同的密度和厚度，X射线在穿透人体组织过程中会发生衰减，通过在对侧使用探测器检测剩下的X射线量，利用计算机进行一系列复杂的数学运算即可生成断层影像。不同于X射线的二维重叠影像，CT成像可以获得大量连续的组织断层影像，从而更容易识别组织的解剖结构以及可能的异常，其扫描厚度越薄，断层影像数量越多，反之越少。图2.2给出了临床CT成像示例。

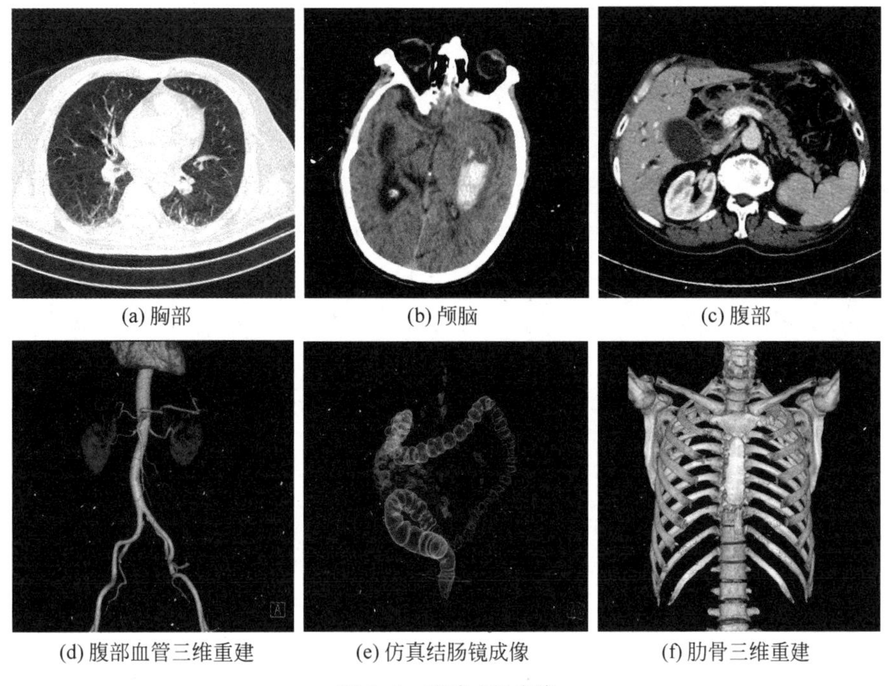
(a) 胸部　(b) 颅脑　(c) 腹部
(d) 腹部血管三维重建　(e) 仿真结肠镜成像　(f) 肋骨三维重建

图 2.2 临床 CT 成像

2.2.2 影像特点

CT 影像上的密度分布就是待测物体内部各处对 X 射线衰减程度的分布。CT 影像能够反映人体组织内部的细微结构，影像上的黑影部分表示低吸收区，即低密度区，如含气的肺组织；灰影部分表示中等吸收区，即中等密度区，如软组织的肌肉或脏器；白影部分表示高吸收区，即高密度区，如含钙量高的骨组织。CT 断层成像的密度分辨率高，通常为传统 X 射线影像的 10～20 倍。此外，CT 扫描获得的横断面成像还可以通过计算机软件进行后处理，例如 CT 影像的分割和三维重建等。

2.2.3 临床应用

CT 成像通常具有如下优点：①影像的密度分辨率高，可定量测量组织的 CT 值；②CT 成像速度快，患者无不适；③CT 可进行不同平面的三维重建，解剖关系比较明确；④用造影剂进行增强扫描，不仅可以提高病变的检出率，而且能够协助定性诊断。在临床应用范围上，X 射线成像主要用于一般的胸部和骨骼方面的检查，内容比较单一；CT 成像的应用范围非常广泛，不仅应用于骨骼、组织和心脑血管方面的检查，而且可以进行全身各部分器官的检查，具有较高的诊断准确率。然而，CT 成像也存在一定的不足，主要表现在：①CT 检查仍然存在一定的电离辐射，对软组织肿瘤的诊断效能低，特别是定性诊断方面仍有很大的局限性；②CT 测定的仍然是人体组织对 X 射线的衰减值，如果正常组织和异常组织衰减程度差异较少，则从CT成像上难以诊断出异常组织；③并非所有脏器都适合进行CT检查，例如胃肠道等空腔脏器更适合使用医疗内窥镜进行检查。

CT成像的发明人亨斯菲尔德是一名电子工程师，他曾说过："我的第一任妻子患脑瘤去世了，如果当时有脑部扫描仪，我就可以救我的妻子。"亨斯菲尔德最初发明的CT仅能扫描头部，后来逐渐拓展到全身各个部位。CT的发明被誉为自伦琴发现X射线以后放射学上最重要的成就。1979年，诺贝尔生理学或医学奖破例颁发给非医学专业的亨斯菲尔德和技术理论的提出者艾伦·麦克劳德·科马克(Allan McLeod Cormack)。目前，CT已经成为临床诊断和治疗中应用最广泛的成像技术之一，为了纪念亨斯菲尔德在CT成像方面做出的巨大贡献，人们以他的名字命名CT值的单位，即HU(Hounsfield Unit)，也称为"亨氏单位"。表2.2给出了CT检查在临床上的应用。

表2.2 CT检查在临床上的应用

临床检查类型	临床应用
CT平扫检查	进行头部或全身体层扫描，形成断面影像和三维影像供临床诊断
CT增强检查	通过造影剂强化病变区域的显影，以判断病变倾向于何种性质
CT血管成像	通过注射造影剂显示动静脉血管的情况，常用于检查动脉瘤、主动脉夹层、肺动脉栓塞、冠脉血管狭窄等情况
CT灌注扫描	通过注射造影剂对感兴趣区的层面进行连续CT扫描，从而量化局部组织血流灌注量的改变，主要用于急性脑缺血和肿瘤学

2.3 MRI成像

2.3.1 成像原理

MRI是继CT之后医学影像学的又一重大革命性进步[3]。MRI是在固体微观量子理论和无线电微波电子学的基础上发展起来的，至今直接和间接因为MRI获得诺贝尔奖的科学家高达17人，MRI已经成为获得诺贝尔奖次数最多的研究领域。

MRI是利用氢原子核在磁场内所产生的信号，经一系列重建算法处理后得到的一种医学影像。由于人体主要由水组成，这意味着人体内含有大量的氢原子。每个氢原子中的氢质子可看作一个小磁体，进入强外磁场前，质子在排列上是杂乱无章的。在MRI成像过程中，磁场和射频脉冲相结合，氢原子的核磁性对MRI的主磁场以及它发出的射频脉冲做出反应，迫使体内的氢质子与磁场对齐。氢质子受射频脉冲激发自旋失去平衡，在磁场的拉力下产生张力。当射频脉冲被关闭时，核磁共振传感器能够检测到氢质子与磁场对齐时释放的能量。依据释放的能量在不同物质内部的衰减情况，计算机可绘制物体内部的结构影像。由于氢质子、磁场重新排列所需时间(弛豫时间)以及释放的能量取决于环境和分子的化学性质，医生能够根据这些磁性特性区分不同类型的组织。弛豫分为纵向弛豫（T1 弛豫）和横向弛豫（T2 弛豫）。总体而言，人体不同组织之间、正常组织与病变组织间在弛豫时间上的差别是 MRI 诊断的基础。MRI 影像的灰度代表磁共振信号的强度，可以反映相关组织的弛豫时间长短。图 2.3 给出了临床 MRI 成像示例。

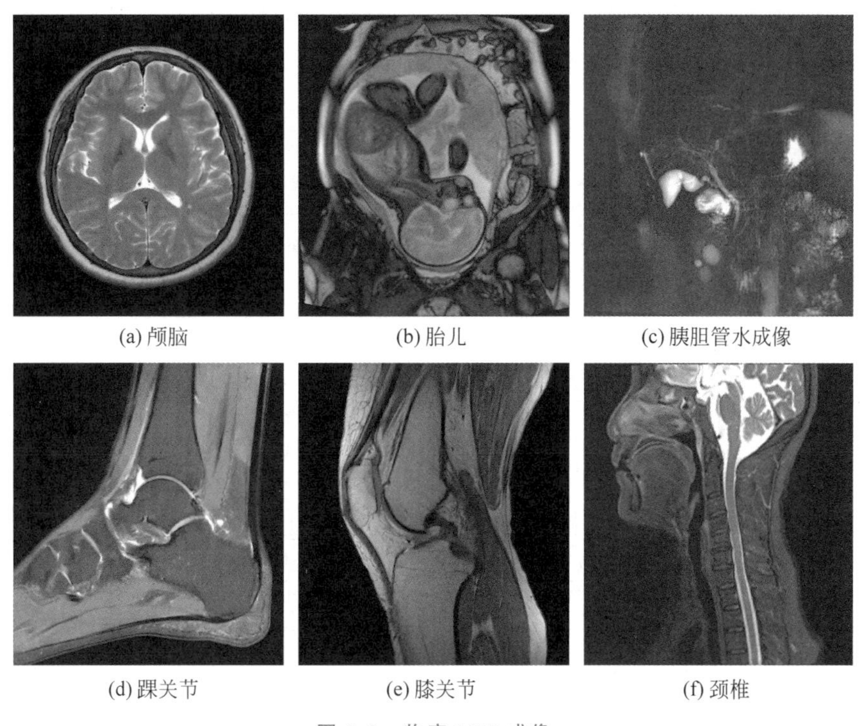

(a) 颅脑　(b) 胎儿　(c) 胰胆管水成像

(d) 踝关节　(e) 膝关节　(f) 颈椎

图 2.3　临床 MRI 成像

2.3.2　影像特点

MRI 具有多参数成像的特点，其成像参数主要包括 T1 加权像、T2 加权像和质子密度加权像。MRI 能够分别获取同一组织的 T1 加权像、T2 加权像和质子密度加权像。在 MRI 中，T1 加权像可以反映组织间纵向弛豫时间的差别，主要显示组织的解剖结构，具有长 T1 的组织，其亮度较低，而具有短 T1 的组织，其亮度较高。T2 加权像可以反映组织间横向弛豫时间的差别，具有长 T2 的组织，其亮度较高，而具有短 T2 的组织，其亮度较低。一般病变部位都会出现大量水的聚集，T2 加权像可以较好地显示这些水的分布，这使得 T2 加权像在确定病变范围上具有重要作用。质子密度加权像主要反映组织间质子密度的差异，较高的信噪比使其可用于观察微小结构的组织。在 MRI 影像中，即使两种组织的 T1 没有差别，还可以通过 T2 的差别来区分两者，体现出多参数成像的优越性。与 CT 成像只能获得横断面影像（不考虑三维重建）不同，MRI 可以直接获得人体横断面、冠状面和矢状面等多方位影像，更全面地显示解剖结构和病变部位。此外，“流空效应”使得血管在 MRI 上更容易辨认。

2.3.3 临床应用

MRI的优点包括：无电离辐射，多参数成像，多平面成像，软组织分辨率较高。MRI的缺点包括：多参数成像导致扫描时间偏长；对患者的身体移动敏感，易产生伪影；体内有金属的患者无法进行MRI检查。总之，鉴于MRI的无创性、高分辨率以及高灵活性，它已经成为临床诊断和生命科学研究中最基本的影像学工具之一。表2.3给出了MRI在临床上的应用。

表2.3 MRI在临床上的应用

MRI成像	临床应用
神经系统MRI	可提供多种高分辨扫描序列以及针对不合作患者的快速扫描序列，满足神经系统全方位检查需求
血管造影MRI	通过实时减影和大密度投影技术，可在扫描结束后即时获得血管影像
心脏MRI	提供心脏形态学成像、心脏动态电影成像、心肌灌注成像以及心肌活性成像，可全面评估心脏形态、心脏各房室舒缩功能和瓣膜功能，以及心肌血供情况和心肌活性
骨关节MRI	满足临床对于软骨病变、骨关节外伤、非血管性坏死以及肿瘤和感染性病变的检查需求，可以发现关节软骨细小的损伤性病变或退行性病变
乳腺MRI	可实现常规T1、T2扫描、脂肪抑制成像、硅胶植入物成像、弥散加权成像以及三维乳腺高分辨成像等成像技术，全面满足乳腺病变的评估
儿科MRI	针对儿童的MRI成像系统。对人体的刺激更小，噪声小，系统小巧，成像速度快，成像质量优异

2.4 超声成像

2.4.1 成像原理

超声波是指振动频率在2万赫兹以上，超过人耳听觉阈值上限的声波。超声波技术始于20世纪40年代，并被应用于诸多行业。人的肉眼看到的范围非常有限，尤其是光线无法到达的地方，而采用超声波技术可以较好地解决这个问题。超声成像利用超声波的物理特性（如反射、散射、折射、衍射和多普勒效应等）与人体组织器官的声学特性相互作用，对所产生的信息进行接收、放大和处理后可生成超声影像[4]。

超声成像需要三个步骤：发射声波，接收反射声波以及信号处理获得影像。由于人体各种器官和组织均有特定的声阻抗和衰减特性，当超声波（频率为2～15MHz）由表面射入深层机体内，经过声阻抗和衰减特性不同的器官或组织时，将产生不同的反射和衰减。超声成像设备根据所接收到的回声强弱，利用明暗不同的光点形成肉眼可见的人体断面超声影像，进而判断脏器的位置、大小和形态，确定病变的范围和物理性质。超声波的频率越高,组织对波的衰减程度就越高,穿透能力就越弱;频率越低,组织对波的衰减程度就越小,显示人体深部组织的能力就越强。图 2.4 给出了临床超声成像示例。

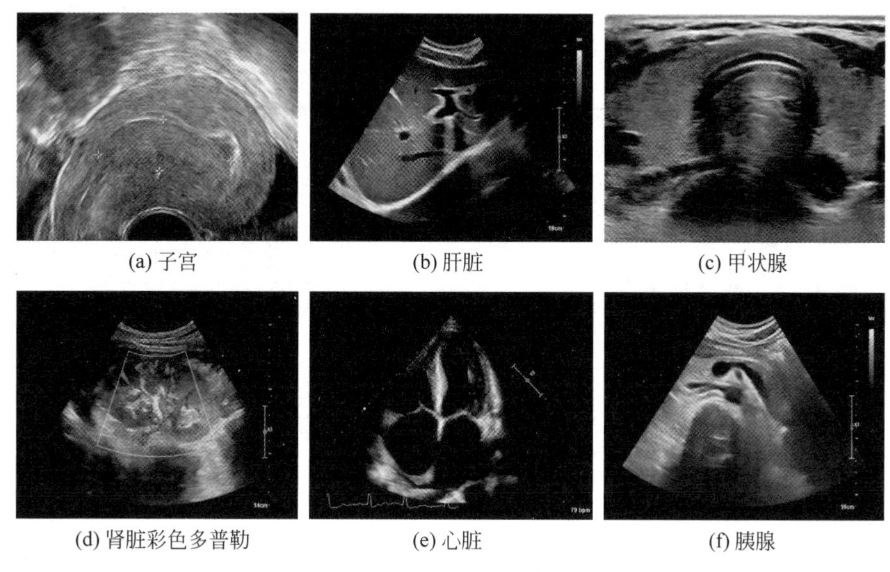

图 2.4 临床超声成像

2.4.2 影像特点

临床常用的超声仪有多种类型,包括 A 型、B 型、D 型和 M 型。不同类型的超声仪所采集的影像各有特点,其中 B 型超声是最常用的诊断设备,其影像特点有:

(1) 回声强弱:根据影像中的不同灰阶,可将信号分为强回声、高回声、等回声、低回声和无回声。回声强弱一般以该脏器正常回声为标准,诊断时通过将病变部位回声与周围正常脏器回声强度进行比较来确定。

(2) 回声分布:根据影像中光点的分布情况可分为均匀或不均匀,在病变处的回声分布通常是不均匀的。

(3) 回声形态:回声光点聚集呈明亮的结团状称为光团,有一定的边界;回声光点聚集呈明亮的小片状称为光斑,边界清楚;回声呈细小点状称为光点;显示圆形或类圆形的回声环称为光环;显示形状似条带样的回声称为光带。

2.4.3 临床应用

由于超声成像速度快,可实时观察人体器官的活动情况,对人体组织没有创伤,这使得超声成像在疾病预防、诊断和治疗中发挥着重要作用。超声成像可以检查某些脏器的大小、形态和回声情况;检查某些囊性器官的形态、走向和功能状态;检查心脏、大血管和外周血管的结构、功能和血流动力学;检查各种占位性病变;检测和评估积液;检查胎儿的发育情况等。此外,超声成像还可以应用于某些介入手术。然而,超声成像也有一定的局限性，例如肥胖患者难以获得良好的超声影像；此外，成像质量除了与成像设备有关外，还取决于超声医师的技术水平和经验。表 2.4 简要介绍了超声诊断仪在临床上的应用。

表 2.4　超声诊断仪在临床上的应用

超声成像	临床应用
A 型	探头以固定位置和方向对人体发射并接收声波，回声以波幅的形式显示，常用于眼科诊断，是最早应用于临床的一种诊断仪
B 型	回声信号以光点大小、灰度、亮暗的形式显示出来，反映人体组织的二维切面影像
D 型	利用多普勒效应原理，用于外周血管、人体内部器官的血管以及新生肿瘤内部的血供探查
M 型	回声光点从左向右自行移动扫描，呈现各组织结构的活动曲线，常用于反映心脏结构在一维空间上运动情况

2.5 医疗内窥镜成像

2.5.1 成像原理

医疗内窥镜通过人体的自然腔道，或者经手术行小切口进入体内，获取待检查部位的影像[5]。根据成像原理，医疗内窥镜可以分为光学内窥镜和电子内窥镜。光学内窥镜系统一般由摄像头、冷光源、主机、显示器和导光束等结构组成，整个光学镜传导的是光信号。电子内窥镜系统不再以光纤传像，取而代之的是光敏集成电路摄像系统，头端部的 CCD(Charge Coupled Device，电荷耦合器件)将接收到的检查部位反射光信号转换为电信号，通过电缆线传输到影像处理装置并转换成影像信号，借助医疗内窥镜设备，内镜医生可以在视线无法触及的情况下，实时观察人体待查区域的内部状况。图 2.5 给出了医疗内窥镜成像示例。

2.5.2 影像特点

医疗内窥镜获取的影像具有清晰透亮、色泽逼真、亮度稳定、分辨率高、成像速度快等优点。此外，医疗内窥镜影像还可以放大显示，对于观察微小病变具有重要意义。监视器在启动时会自动检测环境的温度来判断亮度等级。随着在组织内部的不断深入，内窥镜可以自动根据环境温度进行背光弥补，使亮度保持稳定。医疗内窥镜具有录像和储存功能，它能将所检查的病变部位影像进行存储，便于后续进一步查看。随着成像元器件的不断进步和成像技术的不断发展，未来的内窥镜成像将由现在的二维往三维方向发展，影像也会越来越清晰。

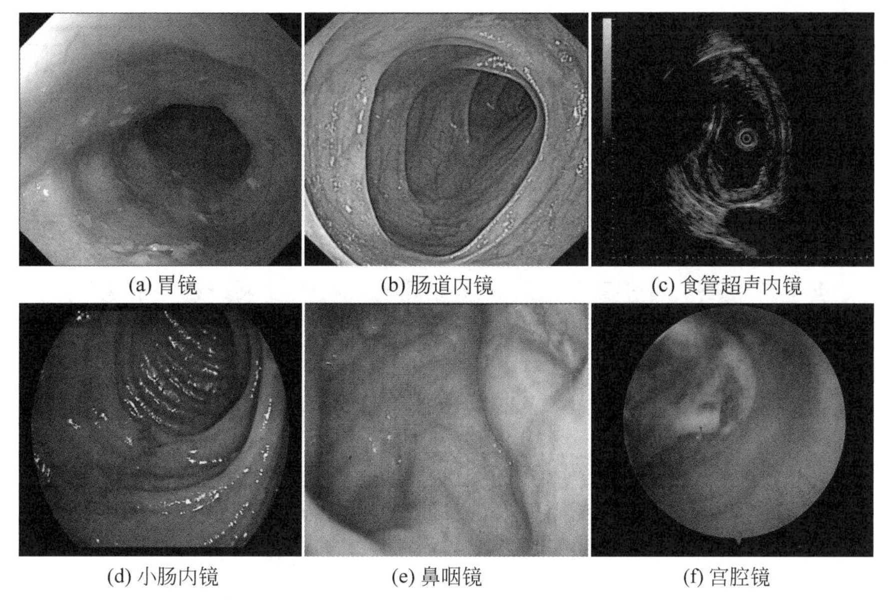

(a) 胃镜　(b) 肠道内镜　(c) 食管超声内镜

(d) 小肠内镜　(e) 鼻咽镜　(f) 宫腔镜

图 2.5　医疗内窥镜成像

2.5.3　临床应用

医疗内窥镜成像质量高，更容易观察到患者的细微病变，病人不适感相对较弱，这些特点使得医疗内窥镜设备越来越广泛地应用于各级医院。医疗内窥镜采集的影像可以为教学和临床病例讨论提供丰富的素材，也有利于远程会诊。此外，医疗内窥镜的操作十分简便，可用于诊断和手术治疗两个过程，为医生和患者提供更优质的服务。然而，内窥镜检查也存在着一定的不足，例如部分内窥镜结构复杂，难以彻底清洗和消毒，这使得同一内窥镜在不同患者之间的使用可能导致交叉感染。表 2.5 给出了医疗内窥镜在临床上的应用。

表 2.5　医疗内窥镜在临床上的应用

医疗内窥镜	临床应用
上消化道内镜	包括食管镜、胃镜、十二指肠镜。一般选用前向直视型胃镜，适用于检查、治疗食管、胃和十二指肠球部病变
内镜逆行胰胆管造影	通过影像诊断胰腺及胆道疾病，如各种炎症、结石、肿瘤、先天性畸形以及梗阻性黄疸等
小肠镜	适用于检查小肠炎症性疾病，如结核、克罗恩病、肿瘤以及某些原因不明的上消化道出血等
结肠镜	用来检查结肠的炎症、溃疡、息肉、肿瘤以及血管畸形等
胆道镜	观察有无结石、炎症或肿瘤，必要时可取活体组织行组织病理学检查，还可通过胆道镜粉碎肝、胆管内结石，以利于排出
腹腔镜	主要用于肝、脾、胆囊、胃前壁、腹膜、网膜等器官的病变观察，并可进行活检，对各型肝炎、肝硬变、肝肿瘤、腹壁结核、肿瘤、腹部包块等均能进行诊断

续表

医疗内窥镜	临床应用
宫腔镜	采用膨宫介质扩张宫腔，通过插入宫腔的光导玻璃纤维窥镜观察子宫颈管、子宫颈内口、子宫腔及输卵管开口的生理和病理变化，针对病变组织准确取材并送病理检查，也可直接在宫腔镜下实施手术

2.6 数字病理成像

2.6.1 成像原理

病理诊断指通过手术切除、内镜活检、细针穿刺等方式获取人体组织或细胞，借助显微镜等工具对样本进行处理和观察，研究疾病病因、发病机制、形态结构、功能和代谢等方面的改变，揭示疾病的发生和发展规律[6]。病理诊断是绝大部分疾病，尤其是肿瘤疾病诊断的“金标准”。病理诊断按标本类型通常可分为细胞学病理诊断和组织学病理诊断，其中组织学样本一般通过开放手术、内镜检查或经皮穿刺活检获取，而细胞学样本一般通过体液、拉网、细针穿刺、脱落细胞等途径获取。随着计算机技术的发展，数字病理学(Digital Pathology，DP)应运而生，其显著特点是使病理学切片变为全视野的数字化切片，实现了诊断工具从显微镜观察到计算机阅片的转变[7]。数字病理成像的出现使得基于深度学习的病理辅助诊断成为可能，图 2.6 给出了数字病理成像示例。

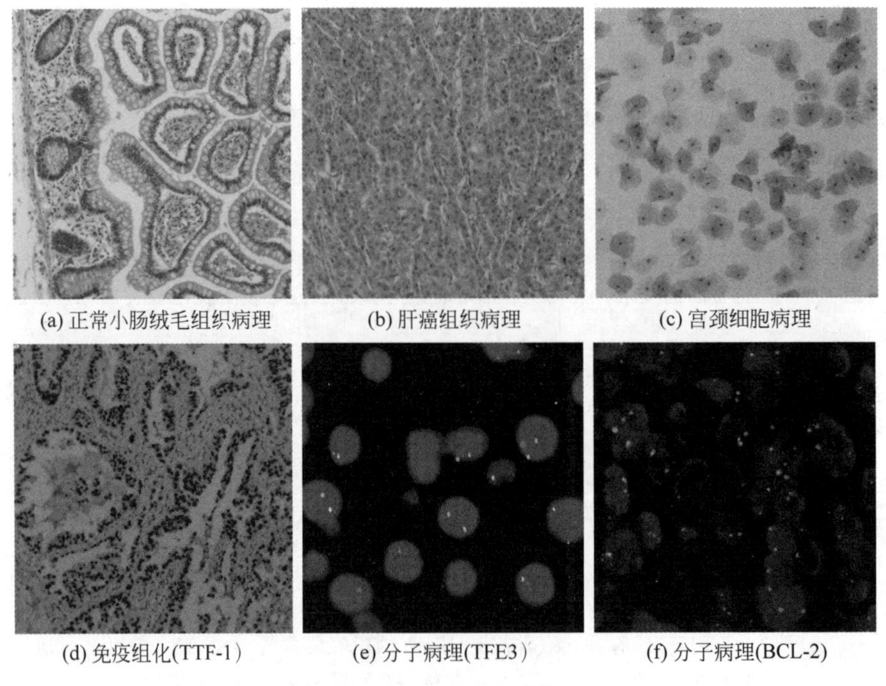

图 2.6 数字病理成像

2.6.2 影像特点

与传统病理系统相比，数字化病理系统具备许多不可比拟的优势：①易于保存和管理。可建立超大容量的数字病理切片库，保存珍贵的病理切片资料，解决了玻璃切片不易储存保管、易褪色、易损坏、易丢片以及切片检索困难等问题。②方便浏览和传输。应用者可随时随地对显微切片的任何区域进行不同放大倍率的浏览，不存在信息失真或细节不清晰的问题，资料传输不必受到时间和空间的约束。③为教学和远程会诊提供便利。数字化病理系统能在鼠标操纵下选择切片任意位置完成连续缩放浏览，并提供切片的全景导航，使高倍镜下的影像与低倍镜下的位置形成良好对应。④高速、高效和高通量。采用先进技术的数字切片系统可实现高通量切片扫描，提高工作效率。⑤进一步提升分辨率和清晰度，并具备高保真的特点。⑥实现荧光切片的扫描。只需要外加相应的荧光光源和更换滤光镜就能扫描荧光切片，克服了玻璃荧光切片荧光易淬灭的不足。

2.6.3 临床应用

临床医学除运用各种临床诊断、检验、治疗等方法对疾病进行诊治外，往往还要借助病理学的研究方法进一步明确疾病的性质，尤其对于肿瘤及大多有明确器质性病变的诊断，病理学检查仍然是最正确和最可靠的诊断手段。病理学作为大部分疾病临床诊断的金标准，在临床中有着极为广泛的应用，如表 2.6 所示。

表 2.6 病理检查在临床上的应用

病理类型	检测对象	临床应用
组织病理	组织水平	通过开放手术、内镜检查或经皮穿刺活检获取标本，通过观察细胞组织的形态结构，明确疾病的性质
细胞病理	细胞水平	通过对患者病变部位脱落、刮取和穿刺抽取的细胞，进行病理形态学的观察，并做出定性诊断
免疫组化	蛋白质水平	在传统病理的基础上，进一步明确肿瘤的恶性程度等，用于精准给药、预测治疗效果以及预后判断等
分子病理	核酸水平	应用分子生物技术从基因水平上检测细胞和组织的分子遗传学变化，以协助病理诊断、指导靶向治疗、预测治疗反应以及预后判断等

2.7 本章小结

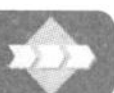

随着医学成像技术的快速发展，其在临床诊治过程中的作用也越来越突出。每种医学成像技术各具特色，具有不同的临床适用范围。本章阐述六种临床常见的医学成像技术，简要介绍不同模态医学影像的成像原理、影像特点和临床应用，并给出相应的医学影像示例。这些具有里程碑意义的医学成像技术显著提高了临床诊断水平，为保障人类健康做出了重大贡献。目前,医学影像深度学习任务主要可以分为医学影像的分类、目标检测和分割,后续章节主要围绕上述三大基本任务展开讲解,并给出六个医学影像深度学习的案例。

参考文献

[1] Brailsford J F. Roentgen's discovery of X-rays: their application to medicine and surgery[J]. The British journal of radiology,1946,19(227): 453-461.

[2] Hounsfield G N. Computer reconstructed X-ray imaging[J]. Philosophical Transactions of the Royal Society of London. Series A: Mathematical and Physical Sciences, 1979, 292 (1390): 223-232.

[3] Edelman R R. The history of MR imaging as seen through the pages of radiology[J]. Radiology, 2014,273(2S): S181-S200.

[4] Kurjak A. Ultrasound scanning-Prof. Ian Donald (1910-1987) [J]. European Journal of Obstetrics and Gynecology and Reproductive Biology,2000,90(2): 187-189.

[5] Subramanian V, Ragunath K. Advanced endoscopic imaging: a review of commercially available technologies[J]. Clinical Gastroenterology and Hepatology,2014,12(3): 368-376.

[6] Madabhushi A,Lee G. Image analysis and machine learning in digital pathology: Challenges and opportunities[J]. Medical Image Analysis,2016,33: 170-175.

[7] Niazi M K K, Parwani A V, Gurcan M N. Digital pathology and artificial intelligence[J]. The Lancet Oncology,2019,20(5): e253-e261.

第3章 深度学习环境

视频

工欲善其事,必先利其器。深度学习通常用来处理图像、语音和视频等大量非结构化数据,因此,拥有强大的计算资源是进行深度学习开发的必要条件之一。深度学习有其独特的运行环境,对于深度学习研究者而言,搭建能够运行深度学习代码的环境将是艰难的第一步。本章简要介绍与深度学习相关的编程语言、编程环境以及开发框架,并以 PyTorch 为例指导读者搭建一个深度学习环境。

3.1 编程语言和环境

3.1.1 编程语言

编程语言可以理解为人与计算机硬件之间沟通的一种方式。通过构建基本的词汇和语法规则,人们可以向计算机硬件发出指令,使其执行特定任务。目前,根据不同的应用场景,编程语言有 600 多种,学术领域常用的编程语言有 C 语言、MATLAB、R 语言和 Python 等。

1. C 语言

C 语言是一门面向过程的、抽象化的通用程序设计语言,它能以简易的方式编译低级存储器,并不需要任何运行环境支持便能运行。虽然 C 语言可以提供许多低级处理的功能,但仍然保持着跨平台的特性。C 语言只有 32 个关键字、九种控制语句,程序书写形式自由,区分大小写,可把高级语言的基本结构和语句与低级语言的实用性结合起来,运算符和数据类型极为丰富、表达方式灵活实用、程序执行效率高、可移植性好。然而,C 语言也有明显不足,具体表现在 C 语言的语法及变量类型约束不严,对数组下标越界不进行检查,从而导致程序的安全性不强。另外,C 语言比其他高级语言较难掌握,程序设计的门槛较高。

2. MATLAB

MATLAB 是美国 MathWorks 公司推出的商业数学软件,其名字是 Matrix、Laboratory 两个单词的组合,意为矩阵实验室。MATLAB 主要用于数值分析、矩阵计算、算法开发、科学数据可视化以及非线性动态系统的建模和仿真等方面,并集成在一个易于使用的视窗环境中。MATLAB 主要包含两个部分:核心部分和各种可选的工具箱。核心部分中有数百个核心内部函数,而工具箱主要分成两大类:功能性工具箱和学科性工具箱。由于 MATLAB 是解释型语言,其执行速度要比编译型语言慢得多。根据 MATLAB 版本的不同,安装时需要的磁盘空间大小会有所不同,但目前常用的 MATLAB 基本都需要 5GB 以上的磁盘空间,完整安装需要占用 9～10GB 的磁盘空间。MATLAB 在科学计算中的功能十分强大,以致 2020 年中国的部分理工科高校被美国禁用 MATLAB。

3. R语言

R 语言是属于 GNU(GNU's Not Unix,GNU 不是 Unix)操作系统的一个自由、免费和开源的软件,是一种用来进行数据探索、统计分析和绘图的解释型语言。R 语言具有丰富的数据类型、数量众多的算法功能包以及顶尖的绘图功能。由于 R 语言涵盖基础统计学、社会学、经济学、生态学、空间分析和生物信息学等诸多方面,深受科研工作者喜爱。作为一个开源软件,R 语言背后有一个强大的社区和大量的开放源代码支持,获取帮助非常容易。国外比较活跃的社区有 GitHub 和 Stack Overflow 等,通常 R 包的开发者会先将代码放到 GitHub,再根据世界各地使用者提出的问题进行修改完善。

4. Python

Python 由荷兰数学和计算机科学研究学会的吉多·范罗苏姆(Guido van Rossum)于 20 世纪 90 年代初设计,由于其简洁性、易读性以及可扩展性已成为最受欢迎的编程语言之一。Python 不但可以提供高效的数据结构,而且能够简单有效地面向对象编程,在开发过程中没有编译环节。Python 拥有一个强大的标准库,众多开源的科学计算软件包都提供了 Python 的调用接口,例如计算机视觉库 OpenCV、三维可视化库 VTK、医学影像处理库 ITK。Python 专用的科学计算扩展库则更多,例如 NumPy、SciPy 和 Matplotlib 等。Python 可应用于多种平台,包括 Windows、Linux/Unix 和 macOS 等,而运行 Python 可以使用交互式解释器、命令行脚本以及集成开发环境等方式。

3.1.2 编程环境

集成开发环境(Integrated Developing Environment,IDE)是一个综合性的工具软件,它把程序设计全过程所需的各项功能集成在一起,统一在一个图形化操作界面下,为程序设计人员提供完整的服务。例如 C 语言的 IDE 有 Visual Studio、Eclipse 和 CLion,MATLAB 有自身的 IDE 以及深度学习工具箱,R 语言的 IDE 有 RStudio,Python 的 IDE 有 PyCharm、Spyder 和 Jupyter Notebook 等,本书重点介绍 Python 的三个常用 IDE,其图标如图 3.1 所示。

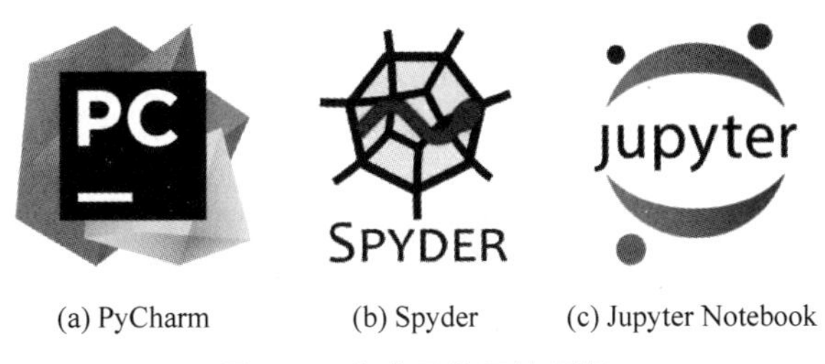

(a) PyCharm (b) Spyder (c) Jupyter Notebook

图 3.1 集成开发环境图标

1. PyCharm

PyCharm是使用最广泛的一种适用于Python编程语言的集成开发环境，诸如Twitter、Pinterest、HP、Symantec和Groupon等大型企业正在使用它进行软件算法开发[1]。PyCharm中有一个Python Console交互式开发环境，可通过单击PyCharm下方的Python Console按钮调出Python Console控制台，这个控制台会自动加载PyCharm已经调试过的解释器。交互式开发环境使得程序员可以直接在控制台左侧写代码，在不写print()的情况下也能输出对应数据。总体而言，PyCharm提供了一整套可以帮助用户在进行Python开发时提高效率的工具，无论是第三方库的下载安装，还是插件的自定义配置，再到使用框架来完成程序搭建和发布，PyCharm都能够轻松实现。无论对于初学者，还是资深开发者，PyCharm都是一个非常实用的深度学习编程环境。

2. Spyder

Spyder是一个相对简易的IDE，支持包括Windows、Linux和macOS等操作系统，轻量、便捷是其显著特点[2]。此外，Spyder能够模仿MATLAB的"工作空间"功能，可以方便地观察和修改数值。因此，对熟悉MATLAB的Python初学者非常友好。安装Spyder时可以直接从其官网下载，也可以直接安装Anaconda，这是由于Anaconda集成了Python以及常用的数据分析环境，具体包括Numpy、Pandas、Scipy和Sklearn等常用包以及集成开发环境Spyder，安装完成之后可直接使用。在编程过程中Spyder可实时提示文档、交互式运行、调试时显示全部变量表，并可一键可视化等，同时它也支持步进跟踪等一系列Python调试器所提供的调试功能。

3. Jupyter Notebook

Jupyter Notebook是一个开源的Web应用程序，允许用户创建和共享包含代码、方程式、可视化和文本的文档，可用于数据清理和转换、数值模拟、统计建模、数据可视化和机器学习等[3]。Jupyter Notebook支持运行40多种编程语言，科学计算方向的开发者一般都会使用Jupyter Notebook。总体而言，Jupyter最大的优点在于它特殊的编辑环境能够通过pip命令下载安装完成，启动之后会将浏览器打开并进入一个网页进行程序的编写。轻量化、使用简单是Jupyter Notebook的特色，其不足是在启动之后无法再打开其他目录下的文件，只有在启动之前才能切换工作目录。Jupyter Notebook在Python安装时不会默认安装，但是在另一个开源Python发行版本Anaconda中会默认安装。

3.2 深度学习框架

在深度学习的初始阶段，不同研究者需要编写大量相似的程序代码。为了提高工作效率，研究者将这些代码写成了一个框架，放到互联网上进行开源以供所有研究者使用。

深度学习框架就是一套通用积木，各个组件就是某个模型或算法的一部分，研究者可以自行设计如何使用积木去实现符合项目要求的组合。随着时间的推移，最好用的几个框架被大量研究者使用而流行起来。深度学习框架的出现降低了人工智能开发者入门的技术门槛，研究人员不需要从复杂的神经网络开始编写代码，而是可以根据需要使用已有的深度神经网络，并对网络参数进行训练，或者对已有网络的结构进行改进。

不同的深度学习框架各有千秋，没有一个框架是完美无缺的，因此，在开始深度学习项目之前，选择一个合适的框架就显得尤为重要。总体而言，现有的深度学习框架包括Theano、Caffe、Darknet、MXNet、CNTK、飞桨、TensorFlow、Keras和PyTorch等。由于Python的易用性和可扩展性，众多深度学习框架均提供了与Python的接口。

1. Theano

Theano是由蒙特利尔大学在2007年推出的深度学习开发工具，也是第一个使用"符号计算图"描述模型表达式的开源架构[4]。Theano的不足表现在调试困难，对错误信息可能没有帮助提示，编译时间长，其框架也更偏向底层，在计算机视觉领域没有预训练模型可以使用。自2017年之后，Theano不再提供更新，表明其逐渐退出了历史舞台。

2. Caffe

Caffe是加州大学伯克利分校贾扬清博士于2013年发布的深度学习框架，尤其适合前馈网络和图像处理[5]。模块化的代码使其具有较强的可读性，运算速度也比较快。Caffe支持基于GPU和CPU(Central Processing Unit，中央处理单元)的加速计算，还提供了与Python和MATLAB的接口。Caffe的基本工作流程是基于一个简单假设，即所有计算均以层的形式表示。Caffe的不足表现在不支持自动求导、代码不够精简以及扩展性稍差，尽管随后发布了性能更优的Caffe2，但仍然没有流行起来。

3. Darknet

Darknet是一个基于C语言和CUDA的开源深度学习框架，其主要优点是容易安装，没有任何依赖项，结构明晰，源代码查看和修改方便，也提供了与Python的接口[6]。Darknet的可移植性较好，支持CPU和GPU两种计算方式。由于Darknet较为轻型，这使得研究人员可以方便地从底层对其进行改进和扩展。遗憾的是，Darknet没有使用社区，算是一个比较小众的深度学习框架。

4. MXNet

MXNet是2014年由陈天奇和李沐号召开发的，允许用户在多种设备(基础设施或移动设备)上定义、训练和部署深度神经网络[7]。目前，MXNet是亚马逊云计算的官方深度学习平台。MXNet框架是一个支持混合命令式和符号式的编程模型，可以更大限度地提升计算效率。MXNet 支持多种语言，具有高度的可扩展性。然而，由于 MXNet 的快速更新迭代，很多文档长时间没有更新，掌握起来相对困难。

5. CNTK

CNTK 是微软公司开发的一个开源深度学习工具包，支持 CPU 和 GPU。CNTK 将神经网络描述为有向图上的一系列计算[8]。在 CNTK 上可以容易地实现主流模型，在实现随机梯度下降学习时能够自动计算梯度，而且还能通过多个 GPU 实现并行计算。由于 CNTK 是由微软语音团队开源，非常适合进行语音处理，现为 Cortana 数字助理和 Skype 翻译中使用的语音识别系统框架。

6. 飞桨

百度公司研发的飞桨(PaddlePaddle)是中国首个自主研发的开源产业级深度学习框架。飞桨集深度学习核心训练和推理框架、基础模型库、端到端开发套件以及丰富的工具组件于一体，使得深度学习的技术创新和应用更简单[9]。飞桨平台结合了动态图的易用性和静态图的高性能，使开发者可以兼顾两者的优势。飞桨可以支持各种硬件端到端的部署能力，对于部署在移动端的模型，飞桨可以缩减到轻量化。此外，作为中国自己的深度学习框架，飞桨自然对国产硬件的适配性更好。

7. TensorFlow

2015 年，谷歌公司推出了 TensorFlow 框架。作为目前流行的深度学习框架，TensorFlow 可以提供矩阵运算、深度学习相关函数以及众多图像处理函数，其跨平台能力强，支持自动求导[10]。TensorFlow 最开始采用静态图计算，在最新发布的版本中，引入了动态图的计算方式。然而，TensorFlow 也有局限性，具体表现在其接口设计较为复杂、接口变动频繁、新旧版本兼容性较差、抽象概念较多以及需要使用者具有较高的理解能力。同年，谷歌工程师弗朗索瓦・肖莱(Francois Chollet)发布了 Keras 框架，其专注于用户友好、模块化和可扩展性，旨在快速实现深度神经网络，是 TensorFlow 高级集成应用程序界面(Application Program Interface，API)，可以非常方便地和 TensorFlow 进行融合，其高度的模块化使得网络搭建非常简洁。

8. Keras

Keras 是一个由 Python 编写的开源人工神经网络库，可以作为 TensorFlow、Microsoft-CNTK 和 Theano 的高阶应用程序接口，并方便地定义和训练几乎所有的深度网络[11]。在代码结构上完全模块化并具有可扩展性，内置支持卷积网络、循环网络以及二者的任意组合，相同代码能在 CPU 和 GPU 上进行无缝切换运行。Keras 没有单独的模型配置文件类型，模型由 Python 代码描述，使其更易调试。Keras 本身是一个中间层，通过它调用 TensorFlow 会比单独使用 TensorFlow 要慢。为了提高扩展性，Keras 的层大多数使用 Python 实现，导致其占用较多的 GPU 显存。此外，由于 Keras 高度封装，用户使用时不灵活，难以对其底层进行操作。

9. PyTorch

PyTorch 是由 Facebook 人工智能研究院在 2017 年推出的开源 Python 深度学习库。PyTorch 支持 GPU 加速张量计算，拥有实现深度神经网络自动求导的强大工具[12]。由于 PyTorch 能够创建动态图，与 Python 紧密集成，使得 PyTorch 在众多深度学习框架中脱颖而出，成为构建神经网络灵活、高效的平台，其关注度持续上升。PyTorch 采用命令式编程，与 Python、Java 等计算机编程语言的用法比较类似，代码简洁且容易上手，其设计逻辑比较符合人类思维。尽管 PyTorch 是非常年轻的深度学习框架，但简洁易懂、便于调试和强大高效的优点，使其成为与 TensorFlow 平分秋色的深度学习框架。

3.3 PyTorch 深度学习环境的搭建

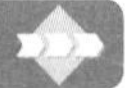

PyTorch 是基于 Python 的深度学习框架，网络搭建方便，整体可读性好。与 TensorFlow 相比，PyTorch 在工程化部署方面流程相对简单，易于编译。因此，本书主要以 PyTorch 深度学习框架为例介绍其搭建过程，首先对安装时常被重点提及的名词进行解释。

图形处理单元(Graphics Processing Unit，GPU)：专为数据的并行处理而设计，可以更好地进行图形和视频渲染[13]。GPU 把所有的计算任务都安排好，然后再批处理，对缓存的要求相对很低，适合逻辑简单的并行处理。由于深度学习的核心是参数学习，而各参数之间相对独立可以并行处理，因此多核的 GPU 更适合深度学习。

统一计算设备架构(Compute Unified Device Architecture，CUDA)：CUDA 是由英伟达(NVIDIA)公司推出的通用并行计算架构，该架构使 GPU 能够解决复杂的计算问题，实现更高效的并行计算[14]。CUDA 包含指令集架构(Instruction Set Architectures，ISA)以及 GPU 内部的并行计算引擎，开发人员可以使用 C 语言为 CUDA 架构编写程序，并能在支持 CUDA 的处理器上以超高性能运行。

CUDA 深度神经网络库(CUDA Deep Neural Network library，cuDNN)：cuDNN 是 NVIDIA 打造的针对深度神经网络的 GPU 加速库。如果要用 GPU 训练模型，cuDNN 不是必需的，但是一般会采用这个加速库。cuDNN 的使用使得深度学习研究人员和框架开发人员可以专注于训练神经网络和开发软件应用程序，而不必在底层 GPU 性能优化上耗费时间。

综上所述，要进行深度学习的训练，需要拥有支持 CUDA 使用的 GPU 以及其他较高性能的计算资源，建议 GPU 配置为 NVIDIA GTX 1070 及以上，RAM（Random Access Memory，随机存取存储器）内存大于 8GB，CPU 大于四核八线程。安装时要确认计算机的硬件配置是否满足需求，在终端输入 nvidia-smi 可查询 GPU 和 CUDA 的相关信息，如图 3.2 所示。需要指出的是，如果使用 Windows 系统，需把 nvidia-smi.exe 所在路径添加到环境变量中才可使用相关命令。最后，根据显示的 GPU 型号安装对应的 CUDA 软件版本，以及适配的 cuDNN 和 PyTorch 版本。这里以 CUDA 11.6、cuDNN v8.8.0、PyTorch 1.13.1、Anaconda 3.0 和 Python 3.9 为例进行介绍。

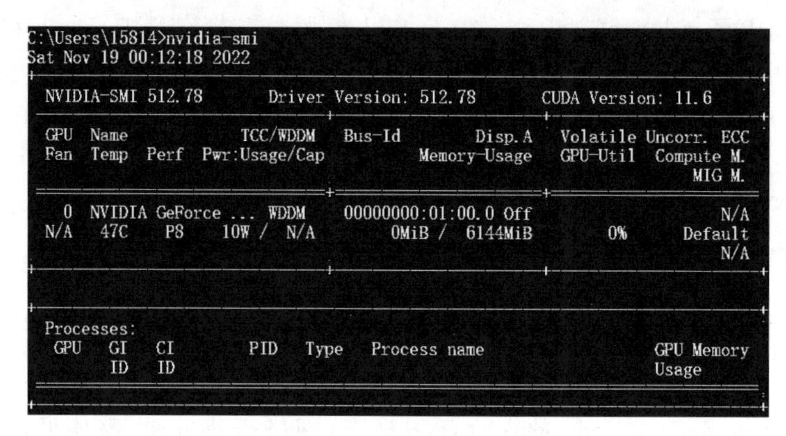

图 3.2　CUDA 查询口令及界面

1. 安装 CUDA

首先需要在英伟达（NVIDIA）官网根据系统信息选择对应的 CUDA 版本。对于 Windows 系统，下载后直接以管理员身份运行即可，如图 3.3 所示。CUDA 完成安装后，需要手动打开环境变量（控制面板→系统和安全→查看该计算机的名称→高级系统设置→环境变量）并进行编辑，将 CUDA 安装路径添加到环境变量中。最后打开终端输入 nvcc -V，若出现 CUDA 版本信息则说明安装成功。

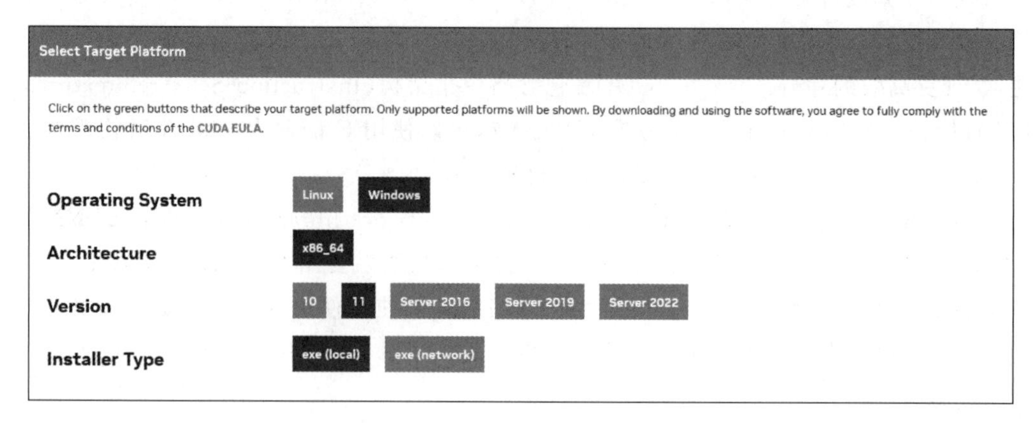

图 3.3　Windows 系统中 CUDA 的安装

如果是 Linux(Ubuntu 20.04)系统,同样根据系统配置选择相应的安装包,如图 3.4 所示,然后根据提示在终端依次输入安装命令。

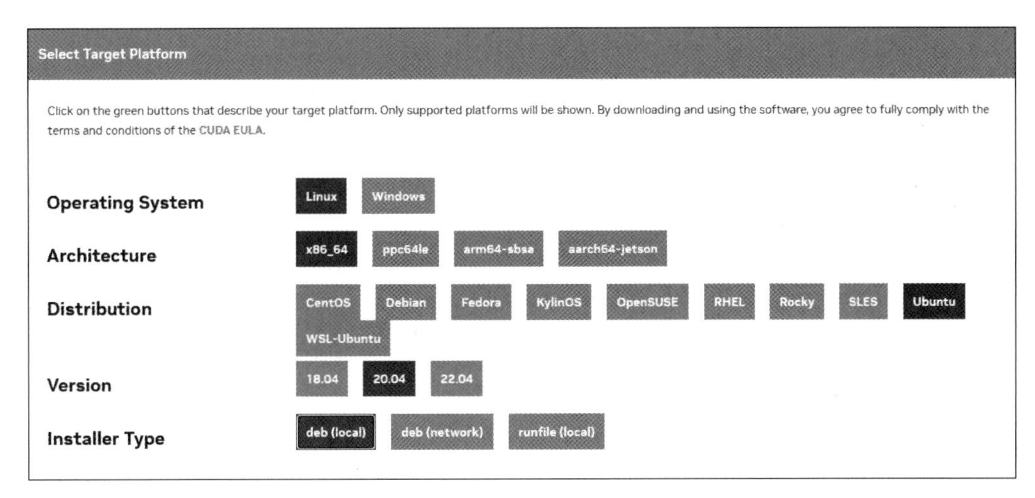

图 3.4 Linux 系统中 CUDA 的安装

CUDA 安装完毕后,需要将 CUDA 的目录设置到 PATH。此时需要打开终端输入:

```
gedit ~/.bashrc
```

需要指出的是,./bashrc 文件中需要添加如下路径信息,添加完成后打开终端,输入 source ~/.bashrc,让路径生效。

```
export LD_LIBRARY_PATH = $LD_LIBRARY_PATH:/usr/local/cuda - 11.6/lib64
export PATH = $PATH:/usr/local/cuda - 11.6/bin
export CUDA_HOME = $CUDA_HOME:/usr/local/cuda - 11.6
```

2. cuDNN 安装

使用 GPU 训练深度网络时,通常会使用 cuDNN 作为加速库[15]。首先需要进入官网注册 NVIDIA 账号,登录后根据自身的 CUDA 版本下载相对应的 cuDNN 版本,如图 3.5 所示。

在 Windows 系统中,对 cuDNN 压缩包解压后进行安装即可看到文件夹中的 bin、include 和 lib,将这几个文件夹替换到安装后的 CUDA 文件夹中即可完成安装。

针对 Linux(Ubuntu 20.04)系统,以 CUDA 11.6 为例下载对应的版本 cuDNN v8.8.0,然后将其解压,进入 cuDNN 文件夹目录后打开终端,运行以下命令进行安装:

```
sudo dpkg - i cudnn - local - repo - ubuntu2004 - 8.8.0.121_1.0 - 1_amd64.deb
```

最后运行如下命令即可验证是否安装成功。

cuDNN Download

NVIDIA cuDNN is a GPU-accelerated library of primitives for deep neural networks.

☐ I Agree To the Terms of the cuDNN Software License Agreement

Note: Please refer to the Installation Guide for release prerequisites, including supported GPU architectures and compute capabilities, before downloading.

For more information, refer to the cuDNN Developer Guide, Installation Guide and Release Notes on the Deep Learning SDK Documentation web page.

Download cuDNN v8.8.0 (February 7th, 2023), for CUDA 12.0

Download cuDNN v8.8.0 (February 7th, 2023), for CUDA 11.x

Archived cuDNN Releases

图 3.5　cuDNN 的下载界面

```
Idconfig -v | grep cudnn
```

3. 安装 Anaconda

Python 是一种面向对象的解释型计算机程序设计语言，可以在 Windows、Linux 和 macOS 系统中搭建环境并进行使用。Anaconda 是一个开源的 Python 发行版本，其包含 180 多个科学包和依赖项[16]。Anaconda 可利用 conda(包管理器)帮助计算机安装、卸载和更新第三方包。同时，conda 可帮助操作者为不同的项目建立不同的运行环境。因此，本章主要介绍利用 Anaconda 安装 Python 的过程。

在 Windows 系统中，进入 Anaconda 官网，如图 3.6 所示，单击 Download 按钮即可开始下载对应版本的安装文件，双击下载后的.exe 文件进行安装。测试 Anaconda 是否安装配置成功，可以使用 WIN+R 组合键调出运行窗口并输入 cmd，最后在终端输入 conda 命令可查看是否安装成功。

Data science technology for a better world.

Anaconda offers the easiest way to perform Python/R data science and machine learning on a single machine. Start working with thousands of open-source packages and libraries today.

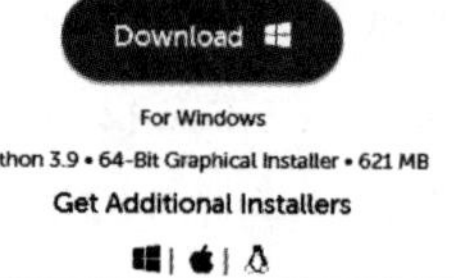

图 3.6　Anaconda 的下载界面

在 Linux(Ubuntu 20.04)系统中,在官网下载对应版本的 Anaconda,使用如下的命令(根据本地 Anaconda 版本修改)进行安装:

```
sh Anaconda3-2022.10-Linux-x86_64.sh
```

安装过程中根据提示一直按 Enter 键即可,当最后一步提示是否初始化 Anaconda,输入 yes 后需要重新打开 shell,此时 Anaconda 就安装好了,使用 conda info 可查看是否安装成功。在 Windows 系统完成 Anaconda 安装后,可以继续选择安装 Python 常用的 IDE,例如 PyCharm、Spyder 和 Jupyter Notebook 等。

4. 安装 PyTorch

根据 CUDA 的对应版本执行 PyTorch 的安装工作。Pytorch 的常规安装方法包括 conda 和 pip 安装,本书主要介绍使用 conda 的安装过程。从 PyTorch 官网选择 PyTorch 的版本、操作系统、包管理器、编程语言以及 CUDA 版本,如图 3.7 和图 3.8 所示,每种操作系统对应不同的安装命令。

PyTorch Build	Stable (1.13.1)	Preview (Nightly)		
Your OS	Linux	Mac	Windows	
Package	Conda	Pip	LibTorch	Source
Language	Python	C++ / Java		
Compute Platform	CUDA 11.6	CUDA 11.7	ROCm 5.2	CPU
Run this Command:	conda install pytorch torchvision torchaudio pytorch-cuda=11.6 -c pytorch -c nvidia			

图 3.7 Windows 系统中使用 conda 安装 PyTorch 界面

PyTorch Build	Stable (1.13.1)	Preview (Nightly)		
Your OS	Linux	Mac	Windows	
Package	Conda	Pip	LibTorch	Source
Language	Python	C++ / Java		
Compute Platform	CUDA 11.6	CUDA 11.7	ROCm 5.2	CPU
Run this Command:	conda install pytorch torchvision torchaudio pytorch-cuda=11.6 -c pytorch -c nvidia			

图 3.8 Linux 系统中使用 conda 安装 PyTorch 界面

在 Windows 系统中,打开 Anaconda Prompt 输入如下命令行:

```
conda install pytorch torchvision torchaudio pytorch-cuda=11.6 -c pytorch -c nvidia
```

随后会自动下载所需组件以及 PyTorch，安装完成后进入 Python，输入 import torch 没有报错，说明安装成功。需要指出的是，在 PyTorch 的安装过程中通常存在下载进程慢、进度不变或多次中断的情况，可利用清华镜像源的路径进行下载。

在 Linux(Ubuntu)环境中，首先需要创建虚拟环境、激活环境和检测环境，方法如下：

```
conda creat -n torch python=3.9
conda activate torch
conda info --envs
```

根据系统情况选择对应的 PyTorch 版本，安装命令如下：

```
conda install pytorch torchvision torchaudio pytorch-cuda=11.6 -c pytorch -c nvidia
```

由于 conda 的安装速度较慢，建议国内用户将 conda 源设置为清华 tuna，执行以下命令即可完成修改。

```
conda config - add channels https://mirrors.tuna.tsinghua.edu.cn/anaconda/pkgs/free/
conda config --set show_channel_urls yes
```

PyTorch 安装完成后需进行环境测试，首先激活虚拟环境并进入 torch 查看配置环境是否成功，如果结果显示 True，则配置完成。测试命令如下：

```
conda activate pytorch
python
import torch
torch.cuda.is_available()
```

3.4 本章小结

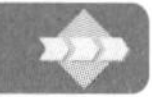

本章首先回顾近十年深度学习发展过程中流行过的编程语言和编程环境，介绍目前主流的深度学习框架。针对 PyTorch 深度学习框架，详细阐述如何搭建一个深度学习环境，并给出具体操作。需要指出的是，计算机硬件的配置需要根据所需处理的数据规模决定。数据量越大，其对计算机硬件资源的要求就越高。对于想从事大规模医学影像深度学习的研究者来说，这无疑设置了一道很高的门槛。

参考文献

[1] Hu Q, Ma L, Zhao J J, et al. DeepGraph: a PyCharm tool for visualizing and understanding deep learning models [C]. Proceedings of the International Conference on Asia-Pacific Software Engineering, Nara, Japan, 2018: 628-632.

[2] Raybaut P. Spyder-documentation[EB/OL]. Available online at: pythonhosted. org,2009.

[3] Zuniga-Lopez A,Aviles-Cruz C. Digital signal processing course on Jupyter-Python Notebook for electronics undergraduates[J]. Computer Applications in Engineering Education, 2020, 28(5): 1045-1057.

[4] AI-Rfou R, Alain G, Almahairi A, et al. Theano: A Python framework for fast computation of mathematical expressions[J]. arXiv: 1605. 02688,2016.

[5] Jia Y Q, Shelhamer E, Donahue J, et al. Caffe: Convolutional architecture for fast feature embedding[C]. Proceedings of the International Conference on Multimedia,New York,USA,2014: 675-678.

[6] Fachkha C, Debbabi M. Darknet as a source of cyber intelligence: Survey, taxonomy, and characterization[J]. IEEE Communications Surveys & Tutorials,2015,18(2): 1197-1227.

[7] Chen T Q, Li M, Li Y T, et al. Mxnet: A flexible and efficient machine learning library for heterogeneous distributed systems[J]. arXiv: 1512. 01274,2015.

[8] Seide F,Agarwal A. CNTK: Microsoft's open-source deep-learning toolkit[C]. Proceedings of the International conference on Knowledge Discovery and Data Mining,San Francisco,USA,2016.

[9] Ma Y J, Yu D H, Wu T, et al. PaddlePaddle: An open-source deep learning platform from industrial practice[J]. Frontiers of Data and Domputing,2019,1(1): 105-115.

[10] Abadi M. TensorFlow: learning functions at Scale [C]. Proceedings of the International Conference on Functional Programming,Nara,Japan,2016.

[11] Gulli A,Pal S. Deep learning with Keras[M]. Packt Publishing Ltd,2017.

[12] Stevens E,Antiga L,Viehmann T. Deep learning with PyTorch[M]. Manning Publications,2020.

[13] Huang H,Liu X Y,Tong W Q,et al. High performance hierarchical tucker tensor learning using GPU tensor cores[J]. IEEE Transactions on Computers,2023,72(2): 452-465.

[14] Sanders J,Kandrot E. CUDA by example: an introduction to general-purpose GPU programming [M]. Addison-Wesley Professional,2010.

[15] Jorda M,Valero-Lara P,Pena A J. Performance evaluation of cuDNN convolution algorithms on NVIDIA volta GPUs[J]. IEEE Access,2019,7: 70461-70473.

[16] Rolon-Mérette D, Ross M, Rolon-Mérette T, et al. Introduction to Anaconda and Python: Installation and setup[J]. The Quantitative Methods for Psychology,2016,16(5): S3-S11.

第4章 基于深度学习的医学影像分类

视频

4.1 引言

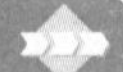

医学影像已经在临床疾病诊断中发挥至关重要的作用。目前，临床上主要依靠放射科医生或者其他相关科室的医生手动阅片进行疾病的诊断。然而，这种诊断模式严重依赖临床医生的经验和水平，临床医生的工作负担较重，长时间的审阅疲劳也会影响诊断的准确性。此外，我国医疗资源分布不均，在一些偏远地区，经验丰富的临床医生数量相对较少，医疗资源相对欠缺，这给疾病的精准诊断带来巨大挑战。

基于深度学习的医学影像分类是利用深度学习技术对临床疾病进行识别。图4.1给出了一个医学影像分类的示例，该任务是根据颅脑CT影像判断是否存在出血（二分类问题），该示例中每一幅CT切片仅包含一个类别（Category）。需要指出的是，二分类问题在医学影像分类任务中具有一定的代表性。然而，确实存在一幅医学影像包含多个类别病变的情况，此时需要利用一个向量来表征该影像的类别标签。如无特别说明，本书所提及的医学影像分类均为一幅医学影像仅包含一种类别标签的情况。

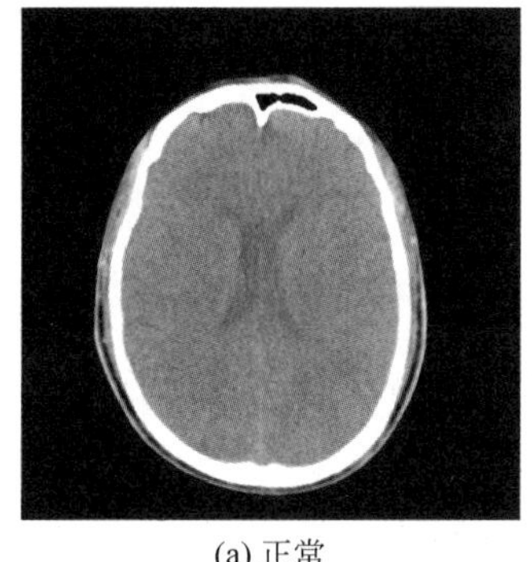

(a) 正常

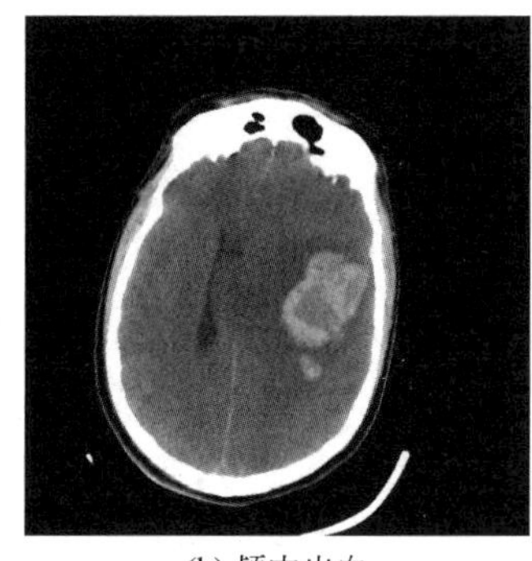

(b) 颅内出血

图4.1 颅内出血的分类识别

基于深度学习的医学影像分类存在诸多技术挑战。在临床诊疗中，同一疾病的不同亚型在治疗策略、预后评估和临床护理等方面可能存在较大差异。例如细菌性肺炎和病毒性肺炎分别对应抗菌治疗和抗病毒治疗，但它们在影像上的表现存在类间相似性和类内差异性，这给临床诊断带来困难。虽然临床上可以进行相关的实验室检查，但其时效性较差，阳性率较低。此外，部分检查不但是有创的，而且会加重患者的经济负担。医学影像蕴含着关于病变的丰富信息，仅依靠临床医生难以充分挖掘和利用。深度学习是一种“端到端”的学习方式，利用深度学习可以从医学影像中自动挖掘一系列关于病变的深层次特征，从而对病变做出准确的识别。从目前的研究进展来看，利用大规模医学影像训练的深度模型，在疾病筛查和诊断方面表现出较高的准确率和稳健性，甚至可以媲美高年资的临床医生，具有良好的临床应用前景。本章将系统介绍基于深度学习的医学影像分类任务的各个环节，给出相应的实现过程以及需要注意的问题。

4.2 卷积神经网络

目前,以 CNN 为基础的深度神经网络在图像分类应用中取得巨大成功,其工作过程类似于生物学上"感受野"的信息处理机制。在深度学习中,感受野即为输出特征图上的一个单元对应输入层上的区域大小。CNN 是深度学习领域中最具代表性的网络框架,在计算机视觉领域更是一枝独秀,其基本结构如图 4.2 所示。CNN 主要由三部分层结构组成,分别是卷积层(卷积功能)、池化层(下采样功能)和全连接层(分类功能)。

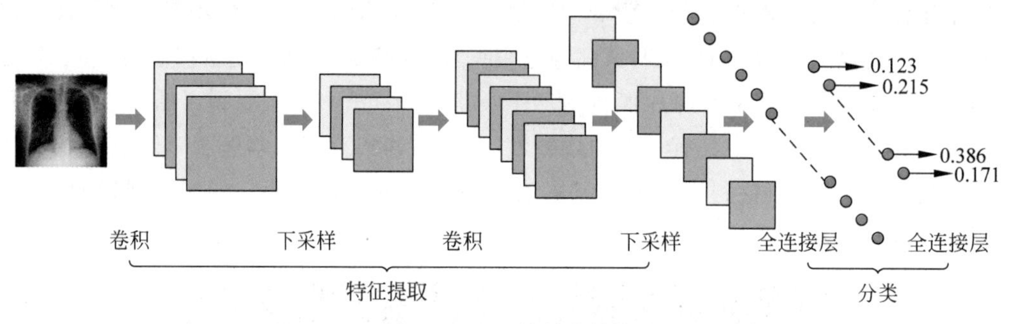

图 4.2 CNN 的基本结构

1. 卷积层

卷积层(Convolutional Layer)是 CNN 的核心层,它利用具有一定大小的卷积核作用于图像的局部区域,通过卷积运算捕捉图像的局部特征。卷积运算本质上是线性运算,为了提高网络的非线性拟合能力,通常需要利用激活函数对卷积层获取的特征进行非线性映射,CNN 中常用的激活函数包括 ReLU、Leaky ReLU 和 PReLU 等。

2. 池化层

池化层(Pooling Layer)模仿人的视觉系统对数据进行降维,在有效保留特征的同时,逐渐降低特征图的空间尺寸,同时也能够有效缓解过拟合,并提升模型的尺度不变性和旋转不变性。常用的池化方式包括最大池化、平均池化和随机池化等。

3. 全连接层

全连接层(Fully Connected Layer)在 CNN 中起到分类器的作用。它将学到的"分布式特征表示"映射到样本的标注空间,然后通过 softmax 层为每一类别分别输出一个概率。全连接层的参数量在 CNN 各层中是最多的,在很多的 CNN 结构中,已经利用全局平均池化来代替全连接层。

关于 CNN 的网络原理和运行机制,魏秀参博士在文献[1]中做了详尽的解析,感兴趣的读者可以参考该文献获得更多信息。

4.3 面向分类的深度神经网络

CNN并不是一个新鲜事物，早在20世纪90年代诞生的LeNet可以说是CNN的开山之作。然而，由于数据量过少、计算能力受限等一系列因素影响，CNN在当时并未流行起来。2012年，AlexNet的诞生使得CNN再次焕发青春，此时的数据量和算力水平与LeNet那个时代不可同日而语。随着CNN的不断发展，后来相继出现VGG、Inception、ResNet、DenseNet和ViT等经典的深度神经网络。图4.3给出了代表性深度神经网络的发展历程。

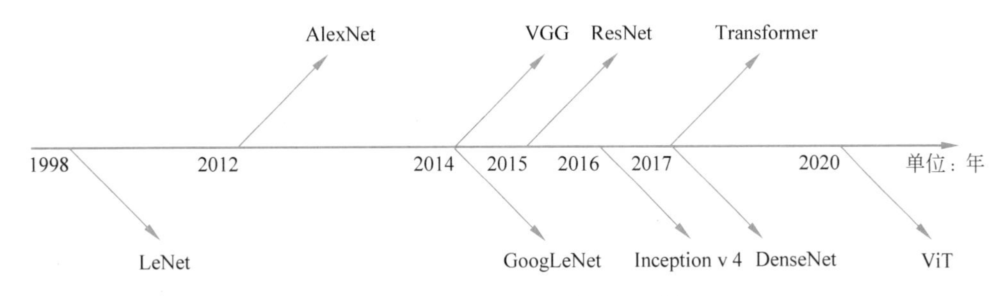

图4.3 深度神经网络的发展历程

1. AlexNet

AlexNet是在2012年由ISLVRC冠军获得者杰弗里·辛顿和他的学生Alex Krizhevsky设计的[2]，包括5个卷积层、3个池化层和3个全连接层，其网络结构如图4.4所示。AlexNet的诞生有几大亮点：第一，AlexNet首次使用GPU进行加速；第二，AlexNet使用ReLU激活函数代替传统的Sigmoid激活函数，加速网络的收敛速度；第三，AlexNet使用LRN(Local Response Normalization，局部响应归一化)对局部特征进行归一化，其结果作为ReLU激活函数的输入，从而降低错误率；第四，AlexNet在全连接层的前两层中使用Dropout随机失活神经元操作来减少过拟合；最后，AlexNet使用数据增强策略(例如平移和反转等)有效增加了样本的数量，从而缓解过拟合问题。

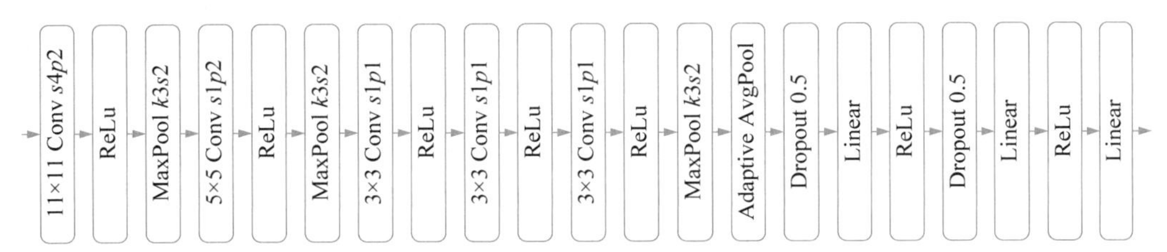

图4.4 AlexNet的网络结构

(k：kernel_size卷积核大小；s：stride步距；p：padding填充；下同)

2. VGG

牛津大学计算机视觉几何组提出的 VGG 是继 AlexNet 出现后又一主干网络力作[3]。VGG 以 7.32%的 Top-5 错误率赢得 2014 年 ILSVRC 竞赛分类任务的第二名，第一名是 GoogLeNet，其错误率仅为 6.67%。此外，VGG 以 25.32%的错误率夺得定位任务的第一名，GoogLeNet 的错误率为 26.44%。

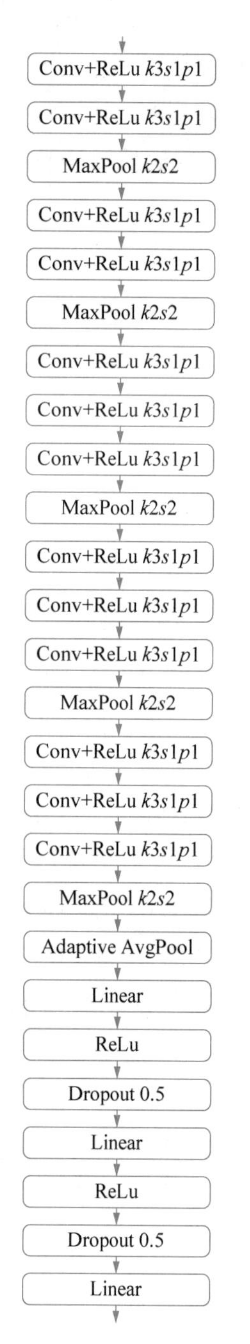

图 4.5 VGG16 的网络结构

VGG 的结构与 AlexNet 相似，但结构更为简单。VGG 通过堆叠多个 3×3 的卷积核来代替 AlexNet 中 11×11 的大卷积核。其作者认为 2 个 3×3 卷积层堆叠获得的感受野与 1 个 5×5 卷积层相当，而 3 个 3×3 卷积层堆叠与 1 个 7×7 卷积层获得的感受野一致。较小的卷积核可以极大减少网络参数量。由于每个卷积层后都会有一个非线性激活函数，更多的卷积层会引入更多的非线性映射，从而提升模型的非线性拟合能力。相比 AlexNet 的 3×3 最大池化核，VGG 全部采用 2×2 的最大池化核。其作者设计了网络深度从 11 层到 19 层不等的 6 种网络结构，目前最常用的是 VGG16 和 VGG19 这两种，其中 VGG16 的网络结构如图 4.5 所示。

3. Inception

Inception v1（又称为 GoogLeNet）是谷歌团队在 2014 年提出的网络结构[4]，如图 4.6 所示。与 VGG 相比，Inception v1 的网络深度有所增加，在网络宽度上也进行了探索。Inception v1 利用 Inception 模块来融合不同尺度的特征信息，使用 1×1 卷积进行降维处理以减少计算开销。此外，为了避免梯度消失，整个网络中添加两个辅助分类器用于向前传导梯度。需要注意的是，PyTorch 官方在实现 Inception v1 时，在 Inception 模块的第 3 个分支中采用 3×3 的卷积核而不是原论文中的 5×5 卷积核，这似乎是一个由 TensorFlow 迁移引起的 Bug。

本着又快又准的设计初衷，2015 年 3 月，谷歌提出批归一化（Batch Normalization，BN）处理[5]。引入 BN 后，每一个卷积层的输出服从均值为 0、方差为 1 的正态分布，使得训练变得更容易，以较大的学习率可以显著缩短训练

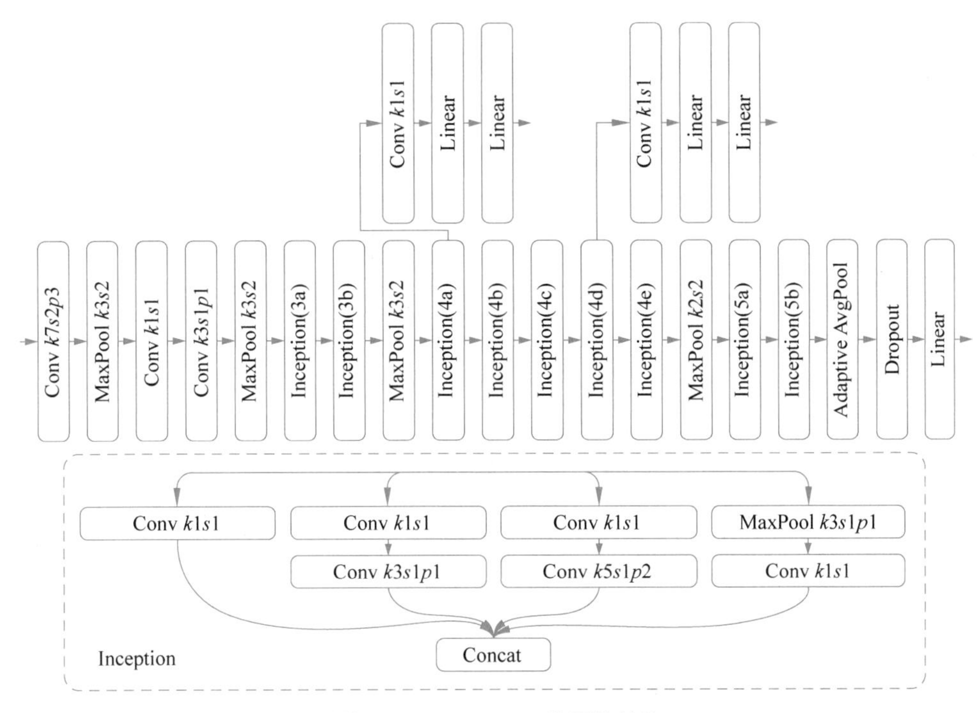

图 4.6 Inception v1 的网络结构

时间。此外，BN 还可以起到正则化的作用，这使得 Dropout 层可以被放弃使用。2015 年 12 月，谷歌重新思考了 Inception 的结构[6]，通过借鉴 VGG 的优势，以多个小卷积核堆叠代替大卷积核，并设计了非对称卷积。例如将 3×3 卷积分解为 1×3 和 3×1 卷积，以此捕获更多、更丰富的空间特征，增加了特征的多样性，同时在分支中继续添加分支结构以促进高维表示，由此构建了 Inception v2。Inception v3 在 Inception v2 的基础上添加 BN 处理。2016 年，在残差网络 ResNet 名声大噪之时，谷歌尝试将 Inception 模块和残差连接结合在一起，并设计了一个更深且性能更好的 Inception v4[7]。目前应用较多的网络结构是 Inception v3 和 Inception v4。

4. ResNet

在针对 VGG 和 Inception 的研究中可以发现，堆叠网络深度可以丰富特征层次，然而，深度增加引起的梯度消失或爆炸问题会阻碍网络收敛。何恺明团队认为在网络中添加标准初始化和 BN 处理可以解决网络收敛问题，但随着网络深度加深，模型精度会达到饱和，这是一个明显的退化问题[8]。他们的实验表明这种退化并不是由过拟合引起的，在适当的深度模型中添加更多的层会导致更高的训练误差。

2015 年，基于恒等映射的思想，何恺明团队通过引入一个深度残差学习框架来解决退化问题，提出了著名的残差网络 ResNet[8]，其网络结构如图 4.7 所示。他们认为在极端情况下，如果恒等映射是最优的，那么将残差置零要比通过一系列非线性层来拟合一个恒等映射更容易，这种思想可以简单地由跳过一个或多个层的快捷连接来实现。ResNet 网络获得了 2015 年 ILSVRC 竞赛分类任务的第一名，将 ImageNet 测试集上的 Top-5 错误率降至 3.57%，同时还赢得 2015 年 ILSVRC 竞赛检测、定位和分割任务的第一名。

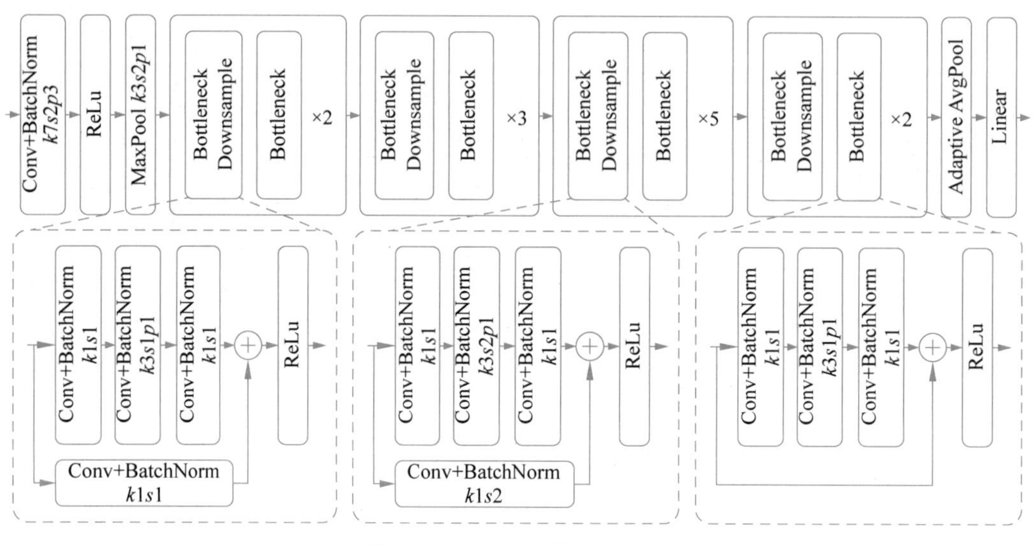

图 4.7 ResNet50 的网络结构

ResNet 系列包含 ResNet18、ResNet34、ResNet50、ResNet101 和 ResNet152 五种深度不同的网络结构，均包含四个阶段，每个阶段的第一个模块包括下采样残差连接，其他模块均是直接的残差连接。由于在四个阶段之前，经 7×7 卷积层和最大池化层已经将输入特征图下采样 4 倍，因此，第一阶段的第一个模块虽然具有下采样残差连接，但并不具备下采样功能。

5. DenseNet

美国康奈尔大学团队发现，若 CNN 在靠近输入层和靠近输出层之间包含更短的连接，则 CNN 可以训练得更深、更准确、更有效，由此提出了稠密连接网络 DenseNet[9]，其网络结构如图 4.8 所示。

DenseNet 主要由 DenseBlock 和 Transition 构成。每个 DenseBlock 均采用密集连接，即对于 DenseBlock 中的每一层来说，前面所有层的特征图都被用作输入，而它自己的特征图被用作所有后续层的输入，这样的结构可以有效缓解梯度消失的问题，加强特征传播，鼓励特征重用，并大幅减少参数量。在 ImageNet 数据集上达到同样的准确率，DenseNet 所需的参数量不到 ResNet 的一半，显著减轻了过拟合，泛化性能相对较好。在 CIFAR-10、CIFAR-100、SVHN 和 ImageNet 四个基准数据集上对 DenseNet 的性能进行评估，结果表明 DenseNet 在实现高性能的同时所需的计算量更小。DenseNet 系列

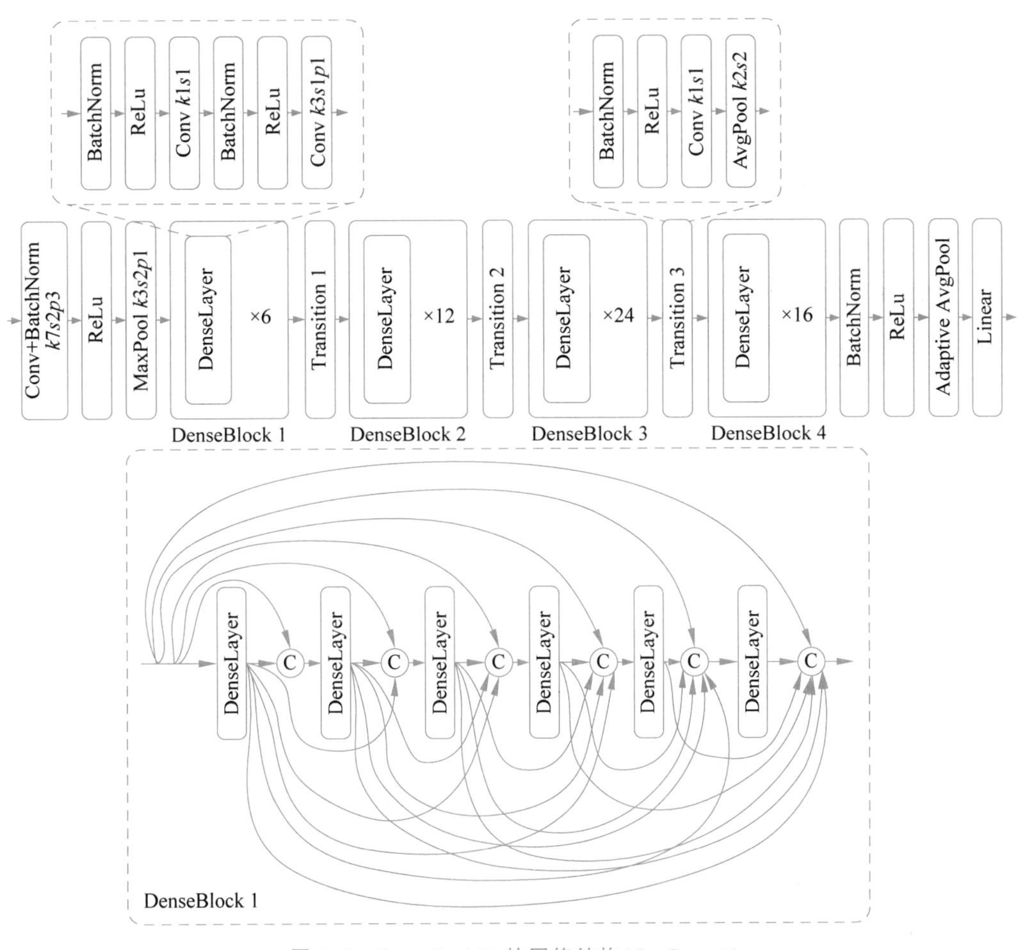

图 4.8 DenseNet121 的网络结构(C: Concat)

拥有 DenseNet121、DenseNet161、DenseNet169 和 DenseNet201 四种深度不同的网络结构。与 ResNet 不同的是,DenseNet 中的下采样并没有添加在 DenseBlock 中,而是单独由一个中间过渡结构 Transition 模块完成,且采用平均池化进行特征图的缩减。

6. Vision Transformer

当 Vision Transformer(ViT)[10]将自然语言处理中的 Transformer[11]结构引入计算机视觉领域并取得优异性能之时,CNN 在计算机视觉领域的霸主地位就被动摇了。近年来,针对 ViT 的各种改进层出不穷,席卷了图像分类、目标检测、分割、姿态估计和视频分析等各个领域,ViT 已成为当下最热门的深度神经网络之一。

在执行计算机视觉任务方面,Transformer 通常与 CNN 结合使用,或者作为 CNN 框架的一部分。然而,ViT 的出现彻底抛弃对 CNN 的依赖。ViT 将输入图像划分为一系列非重叠的 Patch,经线性嵌入后输入 Transformer 编码器。Transformer 编码器中包含 Multi-head 自注意力、层归一化(Layer Normalization)以及多层感知机,其中 Multi-head 的设计是为了丰富特征,与 CNN 中认为不同卷积核学习到不同特征表示类似,ViT 中不同的 head 可能会关注输入的不同部分。最基本的 ViT 系列有 ViT-small、ViT-base、ViT-large 和 ViT-huge 等多种深度不同、嵌入维度不同以及 Multi-head 个数不同的网络,输入图像尺寸为 224×224 或 384×384,Patch 尺寸为 16×16 或 32×32,而 ViT-huge 的 Patch 尺寸为 14×14。图 4.9 给出了 ViT-base 的网络结构。

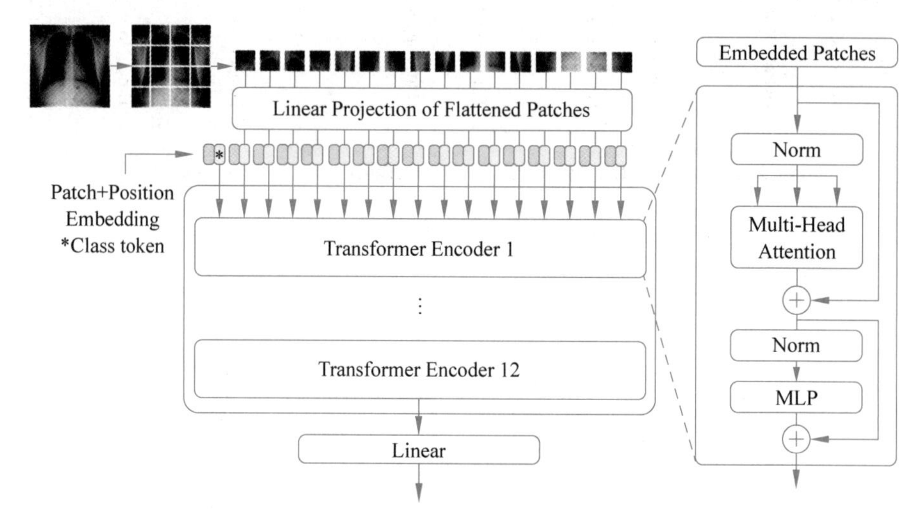

图 4.9 Vision Transformer(ViT-base)的网络结构

4.4 临床选题

医学影像深度学习通常是为了辅助解决某些临床诊断问题,其诊断过程需要借助医学影像来完成,但存在工作负担较重或者某些疾病容易漏诊等不足。借助医学影像深度学习有可能提高诊断准确率,或者显著减轻临床医生的工作负担,也可以两者兼得。其他的优点还包括减轻患者的经济负担以及减少对患者的身体伤害。例如,通过头颅 CT 影像判断是否存在出血、根据胸部 X 射线影像(Chest X-ray Radiograph,CXR)识别肺炎类型(如细菌、病毒和真菌等)、基于肠镜影像识别炎症性肠病的亚型(如溃疡性结肠炎、克罗恩病)等,这些都属于医学影像分类问题的范畴。

提出所要解决的临床问题是进行医学影像深度学习的第一步,好的临床问题往往意味着已经成功了一半,这一工作通常由临床医生来完成。在提出所要解决的临床问题之后,需要确定该问题是否属于医学影像分类的范畴,并通过文献检索进一步评估研究的可行性。在此基础上进行初步的实验设计,并向单位伦理委员会提交伦理审查,待审批之后就可以开展医学影像数据集的构建工作。

4.5 医学影像数据集的构建

4.5.1 医学影像的收集

构建一个大规模的医学影像数据集，尽可能涵盖所研究对象的各种影像学表现，这是开发一个具有良好泛化性能深度模型的基本前提。当前深度模型的开发正在以模型为中心转向以数据为中心，医学影像数据集的质量显得尤为重要。在医学影像收集之前，需要确定以下问题：

1. 类别标签

医学影像分类任务所涉及的类别标签包括病变有无、分型和分期、有无转移、进展程度（轻度、中度或重度）、预后（好或不好）以及治疗方式的选择等。这些问题通常由临床医生提出，所确定的类别要符合临床诊断需求。通常而言，二分类问题较为简单，类别数目设定得越多，分类难度越大。

2. 医学影像的类型

在确定了类别标签的基础上，需要考虑具体收集哪种类型的医学影像。对于部分疾病的识别任务，可能存在多种医学影像类型可供选择。例如，对于判断是否存在颅内出血，存在头颅 CT 和 MRI 两种医学影像可供选择。但从临床实践来看，CT 是临床判断颅内有无出血的首选检查方式。因此，需要根据具体的病变类别选择临床最为常用的医学影像类型，这也有利于收集到足够多的医学影像。

3. 医学影像的格式

对于 X 射线、CT 和 MRI 等影像，应尽可能从 PACS 系统上收集原始的医学数字成像和通信（Digital Imaging and Communications in Medicine，DICOM）格式数据，它包含了后续所需统计的一系列重要信息，例如患者的性别、年龄以及来源（采集设备）等。此外，DICOM 格式的影像信息没有任何损失，有利于提高模型的预测性能。对于超声影像、医疗内窥镜影像和数字病理影像等，通常收集普通的图像格式，例如 Tiff、JPG 和 PNG 等。

4. 医学影像的来源

医学影像通常都是用于临床诊断，其成像质量通常会有较好的保证，但不同医学影像设备的成像质量之间会存在一定的差异。因此，在收集过程中应尽可能收集由不同型号设备生成的原始医学影像。在医学影像收集过程中，应尽量避免所有数据均来自同一中心。

医学影像收集的通常做法是，首先，回顾性收集一个或多个中心的医学影像进行网络的训练、验证和内部测试；其次，回顾性收集另外一个或数个中心的医学影像作为外部测试集，用于对模型进行多中心验证，以充分考察模型的泛化能力。一个高质量的医学影像深度学习任务通常都会包含区域多中心验证，甚至部分研究会进行全国多中心验证[12-14]。此外，可以在单个中心或者多个中心前瞻性收集一部分医学影像对模型进行验证，但前瞻性验证一般是在深度模型构建完毕之后实施。需要指出的是，缺乏多中心验证和前瞻性验证会使得模型的泛化性能受到质疑。一个高水平的医学影像深度学习任务一般都会进行多中心验证，少数会进行前瞻性验证。

5. 医学影像的数量

经常有临床医生询问，究竟需要收集多少医学影像？这确实是一个非常难以回答的问题。深度学习本身的“胃口”无疑是巨大的，数据似乎永远都不够用。与自然图像相比，医学影像的收集要困难得多。若所要识别的疾病类别以及相应的医学影像都是比较常见的，则至少收集几万例患者的影像才可能构建出一个大规模的数据集。若所要识别的病变类别标签获取代价较大（例如需要病理或者基因测序等手段才能确定），则会显著限制数据集的规模。若所要识别的疾病比较罕见，最终所构建的医学影像数据集会相对较小，可能导致无法进行有效的深度学习，此时可以考虑尝试“影像组学”。

6. 制定纳入和排除标准

制定合理的纳入和排除标准是保证医学研究科学开展的前提，经过纳入和排除标准筛选后的每幅影像都能达到入组的基本条件，并满足实验的各项要求。

7. 医学影像质量控制

医学影像质量控制的主要目的是对数据进行质量筛选，排除异常质量的数据，提升医学影像数据集的质量。

在充分考虑了以上几点的基础上，对于最终入组的医学影像，需要统计相关信息，例如患者的年龄分布、性别比例、影像采集时间和采集设备等。

4.5.2 医学影像的标注

数据标注可以看作“人工智能”中的“人工”部分。对于有监督的医学影像深度学习来讲，仅仅拥有大规模医学影像是远远不够的，只有给影像进行了标注才有意义。深度学习依靠其自身强大的非线性拟合能力，可以很好地学习到大量输入（医学影像）与输出（标注）之间复杂的映射关系，从而能够对新的医学影像样本做出预测。

医学影像分类的标注是为每幅医学影像赋予类别标签。不同于普通自然图像的标注,医学影像的标注门槛较高,标注人员需要具备相关资质,这一工作通常由相关科室的临床医生来完成。标注过程需付出大量的时间和精力,这已经成为医学影像深度学习研究的瓶颈。面向医学影像分类的标注主要分为两种情况,第一种是根据临床病理结果或实验室检查才能完成的标注,例如肿瘤的良恶性、分型或分期等,此类标注结果客观准确;第二种是依靠临床医生的知识和经验进行的标注,例如面向CXR或胸部CT的病变类别标注,其标注结果具有一定的主观性。针对第二种情形的标注方法又可分为以下三种:

1. 临床医生手动标注

对于数据量较小的医学影像数据集,其标注工作可以由两名相关科室的临床医生共同完成。通常情况下,每幅医学影像分别由两名临床医生独立进行标注,若两者的标注结果完全一致,则直接将其作为GT(Ground Truth)级别的标签(真实的类别标签);若标注结果不一致,则再邀请一名更高年资的医生加入,三人一起讨论做出最终的标注。对于数据量较大的医学影像数据集,通常会邀请数量较多的临床医生参与标注工作,此时通常需要对参与标注的医生进行培训,明确标注规则和要求,必要时可以对医生之间的标注结果进行Kappa检验,以评估医生标注的一致性程度。此外,也可以采用两级标注机制,即低年资医生组标注,高年资医生组核对,从而尽可能保证标注结果的准确性和可信度。

2. 自然语言处理自动标注

对于大规模医学影像数据集,对其进行标注不仅耗时耗力,而且需要较高的成本、特定的专业知识和技能,这些都不易取得。通过自然语言处理(Natural Language Processing,NLP)自动从患者诊断报告中提取关键词来进行标注已经成为一种较为流行的标注方法。需要指出的是,这种方法的标注结果通常是对一个病例的医学影像进行整体注释,基本局限于图像分类这个领域。另外,利用NLP标注的医学影像,其标签中可能会包含一定比例的噪声,从而影响模型的性能。因此,必要时需要邀请临床医生对NLP的标注结果进行核对和修正。

3. 人在环路辅助标注

“人在环路”(Human-in-the-loop)的辅助标注是目前比较新颖的一个标注方法,不但可以显著减轻手动标注的工作量,降低标注成本,而且在早期就能够考察模型的预测性能。图4.10给出了利用人在环路的方法对医学影像数据进行标注的基本流程图。这种方法需要临床医生首先标注一定数量的医学影像,在这些“种子”数据集上训练深度网络,并对新的医学影像进行预测得到“伪标签”。“伪标签”经过临床医生核对修正后可作为GT标签，并继续送入之前的训练集。随着训练集数据量的不断增加，所训练的深度模型预测性能不断提升，预测的“伪标签”的准确性会显著提高，临床医生的核对工作量逐渐下降。目前，人在环路的辅助标注方法在构建大规模医学影像数据集方面发挥了重要作用。

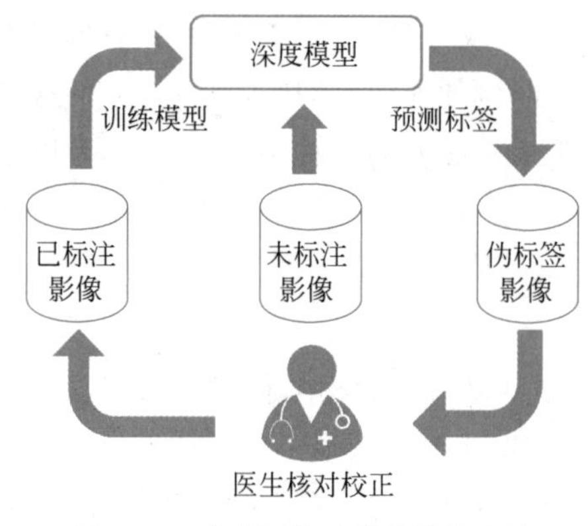

图4.10　人在环路的辅助标注方法

对于一个设计严谨的医学影像深度学习任务，利用NLP或者人在环路的辅助方法进行医学影像的标注，通常只允许面向训练集和验证集，测试集（包括内部测试集、多中心测试集或前瞻性测试集等）仍需临床医生手动进行标注，只有这样才能保证模型性能评价的有效性。需要指出的是，NLP的标注结果会有一定的错误率，由于训练集和验证集具备一定的容错能力。因此，存在少量的标注噪声是可以接受的。

标注工作完成后，需统计出数据集中不同类别病变的数量，如果存在类别数量失衡的情况，需采取合理的应对措施。例如，针对数量较少的类别，可以考虑有针对性地进行补充；如果难以补充，可以在随后的网络训练过程中采用数据增强的方法进行缓解。

4.6 网络的训练和测试

图4.11给出了一个深度网络训练、验证和测试的简要流程图。正如4.5.1节所述，所构建的医学影像数据集可分为回顾性数据集和前瞻性数据集，其中前者又可分为内部

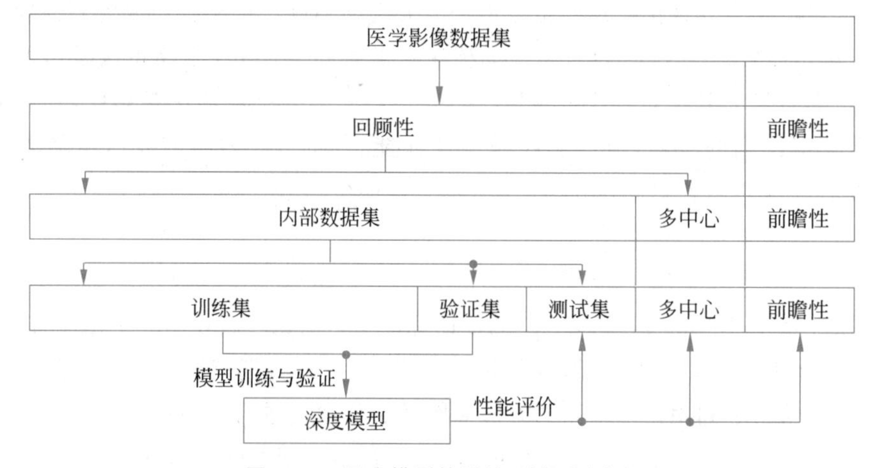

图4.11　深度模型的训练、验证和测试

数据集和多中心数据集(外部),内部数据集需进一步划分为训练集(Training set)、验证集(Validation set)和内部测试集(Internal test set),训练集主要用于模型训练,验证集通过检验模型的性能来调整网络的超参数(Hyperparameter),测试集用于评价模型的分类性能。多中心数据集和前瞻性数据集用于评价模型的泛化能力和临床应用潜力。

4.6.1 数据集的划分

网络的训练和内部测试是在内部数据集上完成的。内部数据集将被随机划分为训练集、验证集和测试集,三个子集中患者的年龄、性别等信息应无显著性差异。训练集、验证集和测试集的划分比例遵循一定的规则。如果数据集的规模较大,三者划分比例通常是 8∶1∶1。如果数据集规模较小,三者划分比例通常是 6∶2∶2。

另外一种划分方法是将内部数据集按照 8∶2 或者 7∶3 的比例随机划分为训练集和测试集,在训练集上通过 K 折交叉验证(K-fold cross-validation)来确定网络的超参数,再利用整个训练集训练得到最终的深度模型。需要指出的是,K 折交叉验证通常只应用于较小规模的数据集,对于大规模数据集并非必需。训练集、验证集和测试集一旦划分完毕,需分别统计各自的患者数量、平均年龄、性别比例以及每个类别的影像数量等。

图 4.12 给出了 K 折交叉验证过程的示意图。K 折交叉验证是将训练集随机地平均分成 K 个互斥的子集,然后将每个子集分别作为一次验证集,其余($K-1$)个子集共同作为训练集,将 K 个模型的性能评价结果进行平均可作为一次 K 折交叉验证的结果。由于 K 折交叉验证的结果具有一定的随机性,一般取多次 K 折交叉验证结果的平均值。K 值的选取没有硬性规定,但不宜取得过小,比较典型的 K 值可以从 5~10 中选取。

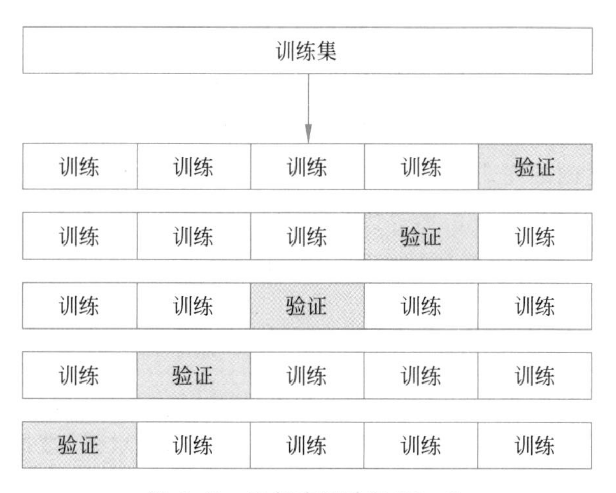

图 4.12 K 折交叉验证($K=5$)

4.6.2 数据预处理

1. 归一化和标准化

深度神经网络学习的本质是学习数据分布,若训练集和测试集的分布不同,模型的泛化能力可能会下降。若每个批次的训练数据分布各不相同,则网络的每次迭代都要适应不同的分布,这会显著降低网络的训练速度。此外,数据量纲的差异也会给网络训练带来不利影响。因此,在模型开始训练之前,需要对输入的医学影像数据进行归一化(Normalization)或者标准化(Standardization)处理。医学影像归一化是将每个像素值均映射到0～1之间,其处理过程如下所示:

$$z_i=\frac{x_i-\min(x)}{\max(x)-\min(x)} \tag{4.1}$$

式中,x 通常为训练集全部影像的像素值,x_i 为其中第 i 个像素值,z_i 是 x_i 归一化后的结果。归一化操作能够将有量纲的数据转换为无量纲的数据,加快网络的收敛速度,网络也更容易收敛到最优解,从而提升模型训练的精度。由于归一化对于最大值和最小值非常敏感,这使得其通常应用于数值分布范围比较稳定的样本数据,例如图像和视频数据等。

如果样本数据中存在较多极高或者极低的异常值,此时更适合采用标准化。医学影像的标准化是指将影像数据转换为服从均值为0、标准差为1的标准正态分布数据,其处理过程如下所示:

$$z_i=\frac{x_i-\mu}{\sigma} \tag{4.2}$$

式中,μ 为 x 的均值,σ 为 x 的标准差。可以看出,标准化会改变数据的均值和方差,但对输出数据的区间并没有严格的限定。

归一化和标准化本质上都是对数据进行线性变换,可以进一步提高数据的表达能力。需要注意的是,归一化会丢失样本数据之间的距离信息,但会保留权重信息;标准化可以有效保留数据之间的距离信息,但会丢失样本数据间的权重信息。两者的使用需要根据样本数据的特点以及任务目标等因素综合加以考虑。医学影像深度学习通常会将两者结合使用,即首先对医学影像进行归一化,再进行标准化。

2. 数据增强

为了丰富训练数据的多样性,避免深度模型的过拟合,同时提升模型的泛化性能,通常会根据医学影像数据集的特点对训练集进行相应的数据增强(数据扩充),尤其是对于那些数量相对较少的类别。Torchvision 是 PyTorch 的一个图形库,Torchvision.transforms 是一个面向数据增强的包,可以提供多种数据增强操作,例如裁剪、翻转、旋转、图像变换以及 transforms 操作等,具体内容如表 4.1 所示。

表 4.1 transforms 包中的数据增强方式

类型	函数名称	增强方式
裁剪	CenterCrop(•)	根据给定的 size 中心裁剪图像
	RandomCrop(•)	根据给定的 size 随机裁剪图像
	RandomResizedCrop(•)	随机长宽比裁剪原始图像,将图片 resize 到设定好的大小
	FiveCrop(•)	对图像进行四个角以及中心裁剪,获得 5 幅图像
	TenCrop(•)	对图像进行四个角以及中心裁剪并翻转,获得 10 幅图像
翻转和旋转	RandomHorizontalFlip(•)	依据概率 p 随机对图像进行水平翻转
	RandomVerticalFlip(•)	依据概率 p 随机对图像进行垂直翻转
	RandomRotation(•)	给定角度范围,将图像随机旋转一个角度
图像变换	Resize(•)	将输入图像调整为给定的 size 大小
	Normalize(•)	对张量图像按通道进行标准化
	ToTensor(•)	将 PIL 图像或者 ndarray 转换为 tensor,并且归一化至[0,1]
	ToPILImage(•)	将 tensor 或者 ndarray 的数据转换为 PIL 类型数据
	Pad(•)	用给定填充值填充图像的边
	ColorJitter(•)	调整图像的亮度、对比度和饱和度
	Grayscale(•)	将图像转换为灰度图
	RandomGrayscale(•)	依据概率 p 随机将图像转换为灰度图
	LinearTransformation(•)	对矩阵做线性变化,可用于白化处理
	RandomAffine(•)	保持图像中心不变的随机仿射变换
	RandomPerspective(•)	依据概率 p 随机对图像执行透视变换
	RandomErasing(•)	随机擦除图像上一个矩形区域的像素
	GaussianBlur(•)	对图像进行随机高斯模糊
	RandomInvert(•)	依据概率 p 随机反转图像的颜色
	RandomPosterize(•)	减少每个颜色通道比特数,依据概率 p 随机对图像进行分离
	RandomSolarize(•)	反转阈值以上所有像素值,依据概率 p 随机执行日光化
	RandomAdjustSharpness(•)	依据概率 p 随机调整图像的锐度
	RandomAutocontrast(•)	依据概率 p 随机自动调整图像对比度
	RandomEqualize(•)	依据概率 p 随机对图像进行直方图均衡化
transforms 操作	RandomChoice(•)	从给定的一系列 transforms 中选择一个执行
	RandomApply(•)	给一个 transforms 加上概率,以一定的概率执行该操作
	RandomOrder(•)	将 transforms 中的操作顺序随机打乱

除了以上常规方法外，可以使用一些较新颖的数据增强方法，例如 Mixup[15]、Cutout[16] 和 CutMix[17] 等，如图 4.13 所示。Mixup 将随机的两幅图像按比例混合，标签同样按比例分配；Cutout 随机将图像中的部分区域用 0 进行填充，但标签不变；CutMix 将一部分区域剪切掉，利用训练集中其他图像的部分区域进行填充，标签结果按一定的比例进行分配。以上三种数据增强方法各有利弊，可在实际的数据增强环节分别加以尝试。

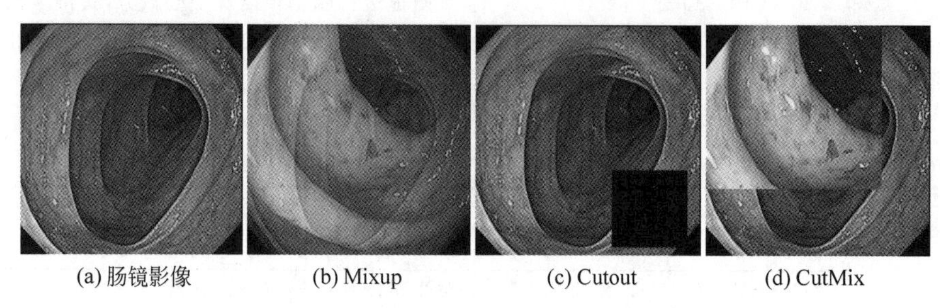

(a) 肠镜影像　(b) Mixup　(c) Cutout　(d) CutMix

图 4.13　Mixup、Cutout 和 CutMix 示例

4.6.3　分类网络的选择

深度分类网络的选择需要充分考虑任务的复杂程度以及数据集的规模。ResNet 在分类任务中使用较多，并且取得了不俗的分类效果。在数据规模较大的情况下，选择较深的 ResNet101 可能会捕获更多的特征信息，从而有利于分类性能的提升。在数据规模相对较少的情况下，选择深度较浅的 ResNet34 网络，可以在避免模型过拟合的同时提高训练速度。如果采用已有的深度分类网络无法获得满意的分类性能，可以考虑在已有网络基础上有针对性地进行改进。

4.6.4　损失函数和优化方式

1. 损失函数

深度学习任务的目标是拟合一个能将输入图像映射到对应标签的函数，这个映射的优劣可以用损失函数来表征。损失函数的主要作用是衡量模型所做出的预测值与真实值之间的偏离程度，是网络训练过程中的“指挥棒”[1]。网络参数的更新可看作一个优化问题，其目标是将损失函数最小化，从而指导模型的训练朝着正确的方向前进。损失函数是一个非负实值函数，分类任务通常使用交叉熵函数作为损失函数。交叉熵能够衡量真实概率分布与预测概率分布之间的差异。交叉熵的值越小，深度模型预测结果就越准确。例如，二分类任务中使用的交叉熵损失函数的表达式为

$$\text{Loss} = -[y\ln y_1 + (1-y)\ln(1-y_1)] \tag{4.3}$$

式中，y 是真实的类别标签，y_1 是深度模型预测的类别概率。显然，当 y_1 与 y 越接近时，Loss 值越趋近于 0。

2. 优化方式

一旦确定了损失函数,如何优化也是一个关键问题。所谓的"优化"是指通过采取某种方法来改善训练方式,使得损失函数值达到最小。优化方式涉及梯度的计算和模型参数的更新,好的优化方式可以使网络在训练过程中更快更好地收敛。梯度下降法(Gradient Descent,GD)是一种寻找函数极小值的优化方式,在网络训练过程中用于在反向传播过程中更新神经网络的权重。目前,常用的优化方式包括随机梯度下降(Stochastic Gradient Descent,SGD)、批量梯度下降(Batch Gradient Descent,BGD)、小批量随机梯度下降(Mini Batch Gradient Descent,MSGD)、自适应矩估计(Adaptive Moment Estimation,Adam)、动量法(Momentum)和均方根传播法(Root Mean Square prop,RMSprop)等。优化方式之间的差异主要表现在损失函数关于当前参数梯度的计算以及根据历史梯度来计算一阶动量和二阶动量。SGD 和 Adam 是当下使用较多的两种优化方式。PyTorch 框架的 optim 模块提供了许多可以直接使用的优化方式,读者可以根据实际情况选择调用。

4.6.5 网络超参数的调整

深度学习虽然能够自动提取医学影像中的特征,将人们从手动提取特征的繁重工作中解放出来,但深度神经网络在训练过程中仍然存在一系列需要手动调整的参数,称为"超参数",如表 4.2 所示。区别于卷积核的权重和偏置等可以自动寻优的参数,针对重要超参数的调整仍然高度依赖于研究者的经验。

表 4.2 深度神经网络训练中重要的超参数

参数类型	参数名称	参数含义
模型超参数	模型	模型选择或系列模型中网络深度和复杂度的选择
	类别数目	分类类别数,对应于网络全连接层节点个数
	是否预加载预训练权重	ImageNet 数据集的预训练权重,加速模型收敛
训练超参数	batch size	每个批次的样本量
	epoch	训练的总轮数
	是否采用 GPU	GPU 加速网络训练过程
优化超参数	学习率	每次网络参数更新的步长
	学习率调整策略	学习率随轮次迭代变化的方式
	损失函数	衡量模型预测值与真实值之间的差异程度
	优化方式	网络参数更新的方法

对于分类任务而言,类别数目这个超参数非常重要,需要根据任务所具有的类别数对网络全连接层的输出进行更改。在网络训练之前,通常会选择加载 ImageNet 数据集的预训练权重,可以有效加快网络的收敛速度。虽然加载预训练权重可以让模型在一

开始就站在了“巨人的肩膀”上，但这样做是否会提高分类性能，学术界似乎有不同的看法。

超参数一般包括批量大小(batch size)、迭代次数(iteration)、轮次(epoch)和学习率(learning rate)。batch size 是指一个训练批次所包含的样本数目，在一个 epoch 中，会将训练集分成若干批次。当每个批次 batch size 大小的样本进入网络后，根据网络的预测输出和样本真实标签计算损失，然后反向传播完成一次网络参数权重的更新，这个过程也称为一次 iteration。每次 iteration 都会进行网络权重的更新，当所有批次样本均完成一次 iteration，一个 epoch 的训练也就结束了。因此，一个 epoch 就是将训练集所有样本训练一次的过程。例如，训练集有 800 个样本，epoch 设置为 1，当 batch size 设置为 16 时，训练集全部训练完毕需要 50 次 iteration(iteration=50)。

通常来讲，大的 batch size 可以加速模型的收敛速度，但有时会陷入局部最小的情况；小的 batch size 引入的随机性会更大些，有可能获得更好的效果，但收敛速度会慢一些。当 batch size 过小而类别数又比较多时，会导致网络的损失函数值振荡而不收敛。在调试过程中，可根据 GPU 显存大小合理设置 batch size 的大小，通常设为 2 的 n 次幂(n 为正整数)，例如 16、32、64 和 128 等。对于深度网络的训练，仅仅设置 1 轮 epoch 是远远不够的。过小的 epoch 会使得训练出来的模型处于欠拟合状态，过大的 epoch 又可能导致过拟合。epoch 究竟设置多少合适，这个没有统一答案，需要根据实际情况确定。

学习率及调整策略、优化方式的选择等对于网络的训练至关重要。假如限定在网络训练过程中只能调整一个超参数，那非“学习率”莫属。设置大的学习率可以加快网络的收敛速度，但可能无法达到全局最优；而小的学习率会使得整个训练过程耗时较长，容易发生过拟合，也可能陷入局部最优的情况。初始化学习率一般会设置为 0.1、0.01 或 0.001 等。学习率的调整需要借助一定的策略，torch.optim.lr_scheduler 库中提供了多种选择，有随 epoch 变化的策略，例如以固定间隔成倍衰减初始学习率的 StepLR(·)策略、指数衰减初始学习率的 ExponentialLR(·)策略以及通过余弦函数改变学习率的 CosineAnnealingLR(·)策略等。此外，还有随着 iteration 周期调整学习率的策略，例如 CyclicLR(·)就是此类策略的代表。具体选择哪种学习率调整策略需要根据实际训练效果来确定。

调参是每位深度学习研究者的必备技能，但其过程是困难和乏味的，颇有点“炼丹”的感觉。2023 年，谷歌大脑和哈佛大学研究人员发布了 *Deep Learning Tuning Playbook*，这份指南旨在帮助研究人员在网络训练过程中更好地进行超参数的调整，得到了包括深度学习创始人杰弗里·辛顿等大咖的推荐。一旦网络训练完毕，就要将模型在内部测试集上进行性能评估。如果有条件，需要尽可能收集不同中心的医学影像进行多中心验证，甚至可以尝试临床前瞻性验证，以全面评估模型的分类性能、泛化能力和临床应用潜力。

4.6.6 欠拟合和过拟合

无论对于何种医学影像深度学习的研究任务，网络的训练都不是一帆风顺的。对于训练好的模型，如果其在训练集、验证集和测试集上的表现均较差，说明模型存在着“欠拟合”(Underfitting)。如果其在训练集上表现良好，而在验证集和测试集上表现很差，则说明模型存在“过拟合”(Overfitting)现象。如果其在训练集、验证集和测试集上均有良好的表现，这说明所训练的模型具有良好的泛化性能，对输入、输出之间关系的拟合达到了“理想状态”。图4.14给出了欠拟合、过拟合以及理想状态的示意图。欠拟合和过拟合在模型训练过程中都是经常遇到的问题，在一定程度上是不可避免的。

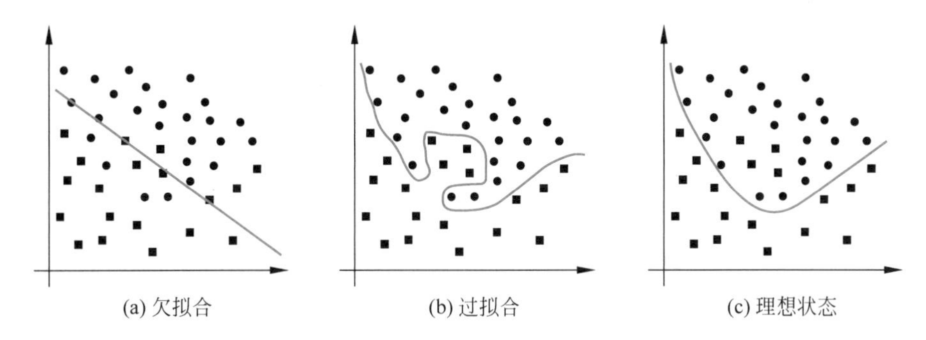

(a) 欠拟合　　(b) 过拟合　　(c) 理想状态

图4.14　深度学习中的欠拟合、过拟合和理想状态

造成模型欠拟合的原因通常是网络过于简单，对输入和输出数据的拟合能力不足，没有真正学习到样本数据背后的规律，没有很好地捕捉到训练数据的特征。解决欠拟合的有效方法包括增加网络的复杂度，增强特征的表达能力，调整网络的超参数以及丢掉损失函数中的正则项等。

发生过拟合现象表明模型对训练数据进行了过度学习，甚至将数据中的噪声和误差等非有效特征一并进行了学习，模型并没有理解数据背后的普遍规律，从而降低了泛化能力。尤其在使用复杂网络拟合比较单一的样本数据集时，更容易发生过拟合。解决过拟合的有效方法包括增加数据量(或使用数据增强)、使用复杂度较低的网络、合理调整网络的超参数、提前终止网络训练以及在损失函数中使用正则化约束等。虽然增加数据量可能会在一定程度上克服过拟合，但对医学影像数据而言，额外增加训练集的数据量是较为困难的，需要付出较高的代价。

4.7 分类性能的评价

4.7.1 基于指标体系的性能评价

1. 混淆矩阵

深度模型分类性能的评价有其自身的一套指标评价体系。二分类是应用最广泛的

一个场景，例如判断是否存在颅内出血(存在或不存在)、肿瘤的良性和恶性以及判断是否感染新冠病毒(是或否)等。这里以二分类任务为例，根据模型的预测类别与真实类别的不同，可将测试样本划分为以下 4 个类别：①真阳性：预测结果为阳性的样本，其真实标签也为阳性，记为 TP(True Positive)；②真阴性：预测为阴性的样本，其真实标签也为阴性，记为 TN(True Negative)；③假阳性：预测为阳性的样本，但其真实标签为阴性，记为 FP(False Positive)；④假阴性：预测为阴性的样本，但其真实标签为阳性，记为 FN(False Negative)。图 4.15 给出了二分类的混淆矩阵，其中 TP、TN、FP 与 FN 之间没有交集，四者的数量之和即为测试样本的总数。混淆矩阵中的 TP 和 TN 均预测正确，而 FP 和 FN 均预测错误。

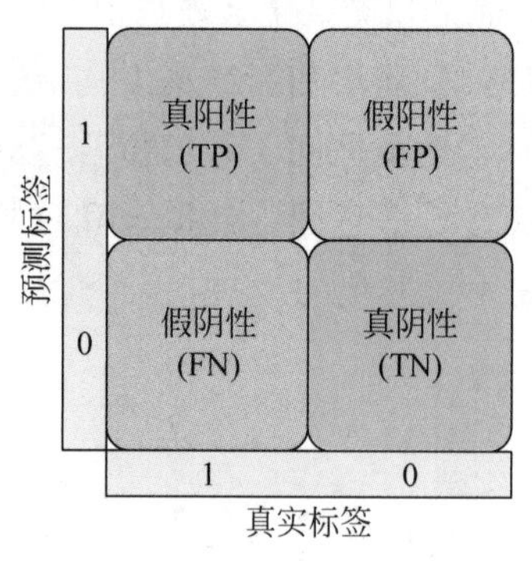

图 4.15　二分类的混淆矩阵

2. 准确率

对于分类性能的评价，一个自然的想法便是利用准确率(Accuracy,ACC)，它表示正确分类的样本数量占样本总数量的比例，其表达式为

$$\mathrm{ACC}=\frac{\mathrm{TP}+\mathrm{TN}}{\mathrm{TP}+\mathrm{TN}+\mathrm{FP}+\mathrm{FN}} \tag{4.4}$$

然而，ACC 用于二分类评价存在一定的局限性。众所周知，医学影像数据集中不同类别样本数量不均衡的现象极为常见。假设存在一种极端情况，测试集样本中包含 950 个阴性样本和 50 个阳性样本，如果模型简单地将测试集所有样本均预测为阴性，其 ACC 高达 95%，但阳性检出率为 0，这种模型在实际应用中没有任何价值。因此，针对二分类任务的性能评价，如果存在样本类别数量不均衡的情况，ACC 的评价结果没有太大的参考价值。

3. 二分类指标评价体系

在二分类任务中，灵敏度(Sensitivity)、特异度(Specificity)、阳性预测值(Positive Predictive Value,PPV)和阴性预测值(Negative Predictive Value,NPV)是常用的评价指标，其计算表达式如下：

$$\mathrm{Sensitivity}=\frac{\mathrm{TP}}{\mathrm{TP}+\mathrm{FN}} \tag{4.5}$$

$$\mathrm{Specificity}=\frac{\mathrm{TN}}{\mathrm{TN}+\mathrm{FP}} \tag{4.6}$$

$$\mathrm{PPV}=\frac{\mathrm{TP}}{\mathrm{TP}+\mathrm{FP}} \tag{4.7}$$

$$\mathrm{NPV}=\frac{\mathrm{TN}}{\mathrm{TN}+\mathrm{FN}} \tag{4.8}$$

其中灵敏度又称为真阳性率，它描述模型预测正确的阳性样本占所有阳性样本的比例，反映检出的全面性，也称为查全率、召回率(Recall)。特异度又称为真阴性率，它描述模型预测正确的阴性样本占所有阴性样本的比例。PPV描述模型预测为阳性的样本中真实阳性样本所占的比例，反映检出的准确率，也称为查准率或者精确率(Precision)，而NPV描述模型预测为阴性的样本中真实阴性样本所占的比例。当预测的FP越少时，特异度和PPV会越高，而预测的FN越少时，灵敏度和NPV会越高。只有当FP和FN均较低时，模型的分类性能才会更优异。因此，为了兼顾查全率和查准率，F_1-score应运而生，作为Recall和Precision的调和平均数，F_1-score不仅要求阳性检出率尽可能高，也要避免假阳性的产生，其表达式为

$$F_1\text{-score} = 2 \times \frac{\text{Precision} \times \text{Recall}}{\text{Precision} + \text{Recall}} \tag{4.9}$$

ROC(Receiver Operating Characteristic，受试者工作特性)曲线和AUC(Area Under Curve，曲线下面积)也是评价二分类模型性能的重要指标。需要指出的是，深度模型在判断一个新的样本是阳性还是阴性时，并不是“非黑即白”地说“是”或者“不是”，而是输出一个其属于阳性的概率值。这时通常会设定一个阈值点，例如，若将阈值设置为0.5，在二分类任务中概率值大于0.5会划分为阳性，而小于0.5会划分为阴性，此时可以计算出相应的灵敏度和特异度。随着阈值取值的不断变化，会得到一系列不同的灵敏度和特异度。若将灵敏度作为纵坐标，(1－特异度)作为横坐标，就可以根据上述一系列结果画出一条曲线，称其为ROC曲线。ROC曲线下的面积为AUC，它可以非常直观地反映模型的分类性能。相比于ROC曲线，AUC使用起来更为方便，AUC越大，表示模型的分类性能越好，反之越差。当AUC＝0.5时，表明模型的预测结果是随机的，因此，AUC只有大于0.5才有意义。

在获得ROC曲线后，通常需要在曲线上寻找一个最优操作点，使得模型综合分类性能达到最优。约登指数(Youden Index)通常用来寻找最优操作点，它是在假设假阴性和假阳性具有同等危害情况下使用的一种方法，其计算公式为

$$\text{Youden Index} = \text{Sensitivity} + \text{Specificity} - 1 \tag{4.10}$$

约登指数越大说明综合分类性能越好。根据式(4.10)分别计算ROC曲线上每个点的约登指数值(即纵坐标值减去横坐标值)，该指数达到最大时的位置即为最优操作点，该点对应的灵敏度和特异度可以作为对深度模型性能的一个综合评价。图4.16展示了二分类任务下深度模型的ROC曲线、AUC以及最优操作点。

需要指出的是，对于多分类问题(类别数超过2)，采用较多的评价指标是混淆矩阵和ACC。此外，也可以把一个多分类问题转换成多个二分类问题，从而可以利用上述二分类指标评价体系对多分类问题进行性能评价。一旦获得相应的评价指标，部分研究需要为每个指标计算95%的置信区间(Confidence Interval，CI)。此外，如果对深度分类网络的架构进行了改进，或者加入了某些新的模块，在实验部分需要进行消融实验，并利用相

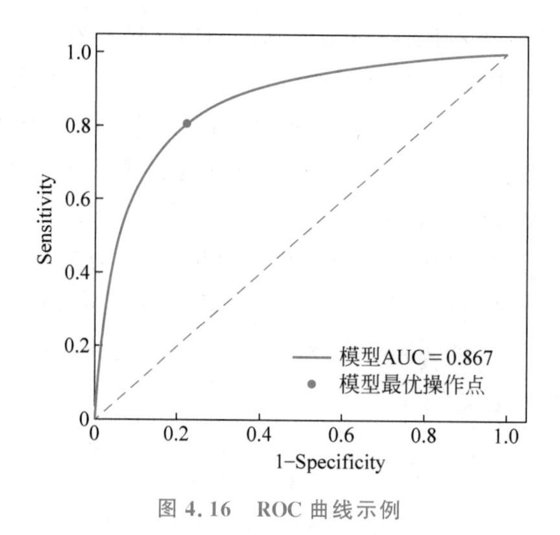

图 4.16　ROC 曲线示例

应的指标体系进行性能评价，以显示改进之处或者所添加模块的有效性。

4.7.2　基于人机对比的性能评价

深度模型作为一种辅助诊断工具，人们希望它能够达到甚至超过高年资医生水平。人机对比通常用于评价模型究竟能够达到何种资历医生的水平。一般情况下，人机对比实验需要选择不同年资的临床医生深度参与，例如，可以选取 3 名低年资和 3 名高年资的临床医生，请他们根据自己的经验分别给出测试集中所有影像的判读结果，并将模型的评价结果与不同年资临床医生的评价结果进行显著性检验，以评估模型所能够达到的识别水平。另一种人机评价方法是请临床医生在有模型辅助的情况下对测试集的所有影像做出判读，并进行性能评价，再与没有模型辅助情况下的性能评价结果进行比较，从而评估模型究竟能在多大程度上帮助临床医生提高诊断性能。

目前，在一些医学人工智能顶级期刊发表的论文中，大部分都会展示人机对比的结果[14,18-19]。需要指出的是，人机对比需针对同一个测试集，其中深度模型的分类性能可以利用 ROC 曲线进行评价，而针对每名临床医生的评价结果在图中均表现为一个点。有多少个临床医生参与对比，图中就会有多少个点，这是由于临床医生在进行判读时，并不会给出每个样本属于某一类别的概率，而是直接做出类别的判断。为了更加直观地进行人机对比，采用不同符号区分低年资与高年资医生的评价结果，ROC 曲线上的最优操作点也会标记出来。需要指出的是，越靠近左上角的点，其分类性能越好。因此，通过比较所有点的位置关系，就可以实现人机分类性能的对比。图 4.17 给出了一个通过人机对比评价模型分类性能的示意图，可以看出模型的分类性能与高年资医生的水平相当，显著优于低年资医生的水平。总之，利用人机对比方法对模型性能进行评价可以直观展示模型所能达到水平和应用前景，是一项高水平工作的重要体现。

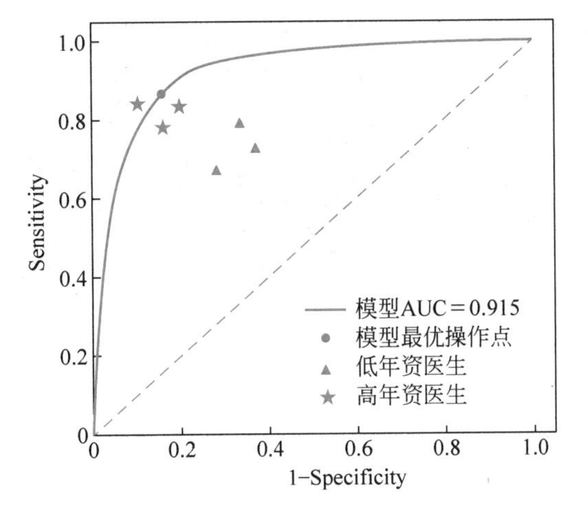

图 4.17 人机对比评价模型的分类性能

4.7.3 基于压力测试的性能评价

压力测试(Stress test)在目前发表的研究论文中并不多见,但其对于评价深度模型的泛化性能具有参考价值。压力测试的通常做法是对测试集影像进行某种质量控制,并考察质量控制程度与模型性能变化之间的关系。针对测试集的质量控制通常包括对影像进行翻转和旋转、改变亮度和对比度、压缩、平滑和加噪等,也可根据医学影像本身在实际中可能遇到的降质方式有针对性地进行控制,例如 X 射线影像会出现曝光不足或者过度、CT 影像中会出现伪影以及数字病理影像中会出现病变扭曲等。

图 4.18 给出了一幅 CXR 经过各种质量控制后的结果。需要指出的是,一次压力测试通常仅对测试集统一进行一种质量控制,但可以设置不同的控制程度。测试集影像质量的改变通常会降低深度模型的性能,通过考察其性能下降速度与质量控制程度之间的关系,可以有效评价模型的泛化能力。对于深度学习压力测试方面感兴趣的读者,可以从文献[20]中获得更多的相关信息。

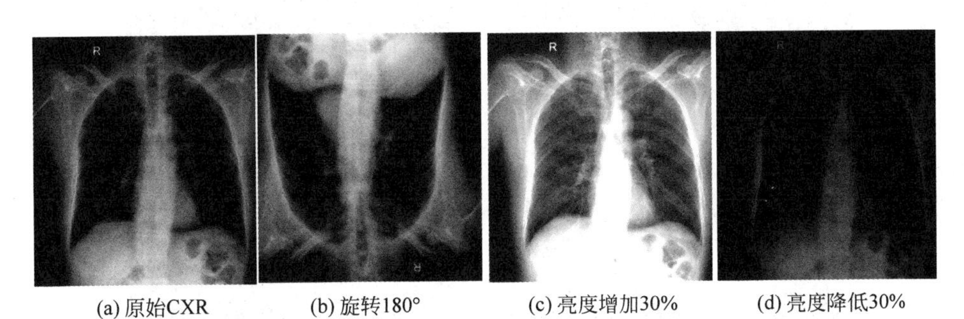

图 4.18 一幅 CXR 经过各种质量控制后的结果

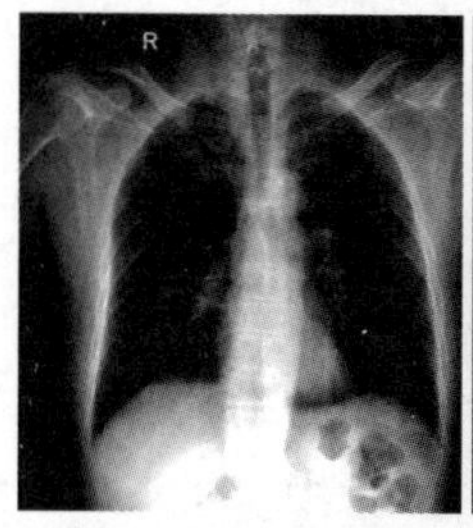

(e) 对比度增加30%

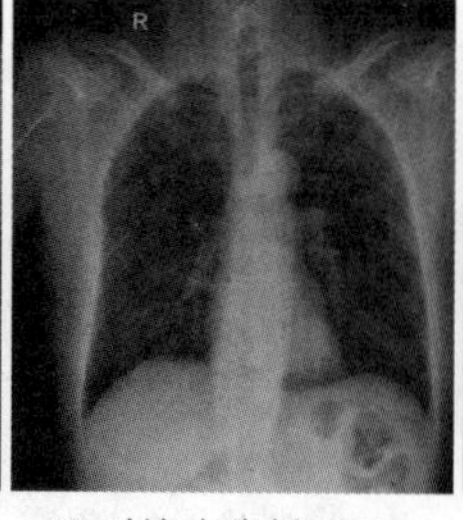

(f) 对比度降低30%

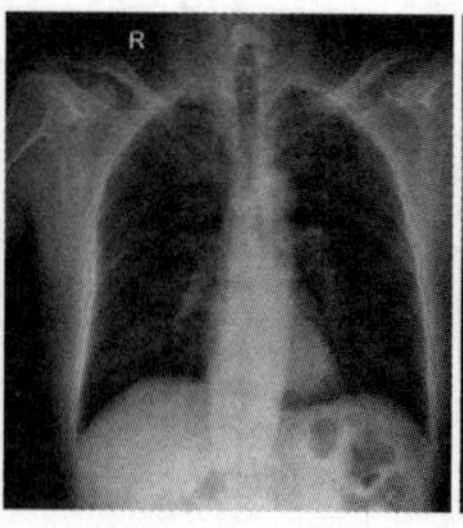

(g) 加噪(椒盐)

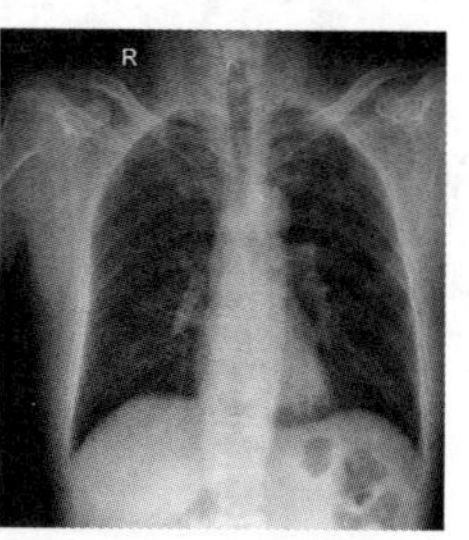

(h) JPEG压缩26.26倍

图 4.18 （续）

4.7.4 类激活映射图

深度学习作为一个“黑箱”算法，无论做出正确的分类或者错误的分类，都不会给出任何解释。深度学习的可解释性一直是一个世界级难题，更被广泛认为是下一代人工智能技术的关键一环。在人命关天的医学领域中，只有提供深度模型的决策推理过程，才能增加其应用的可靠性和可信度。类激活映射图(Class Activation Map，CAM)，又称为“热力图”(Heatmap)，作为一种针对分类结果视觉可解释性的直观展示，CAM 有助于揭示一幅图像的哪一部分让深度模型做出最终的分类决策，也可以理解为图像中不同位置的像素对决策结果的贡献排名，其中得分越高(颜色越“热”)的地方表示输入图像的相应区域对网络的响应度越高、决策贡献度越大，反之越小。此外，CAM 还可以定位图像中的特定目标，一些学者利用 CAM 的这一特性对医学影像中的感兴趣病变进行定位，只不过这种定位的精度相对较低，目标定位的专业做法需要用到第 5 章讲到的医学影像目标检测技术。

目前，实现类激活映射图的主要算法包括 Grad-CAM[21] 和 Grad-CAM++[22]，通常由 CNN 的最后一个卷积层生成。图 4.19 展示了深度模型在预测颅内出血是否破入脑室任务中的类激活映射图[23]，其中的高热区域是深度模型做出决策所依据的重要区域，

彩图

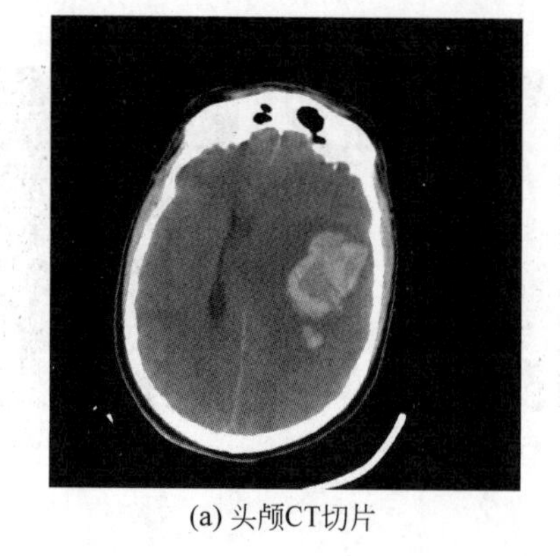

(a) 头颅CT切片

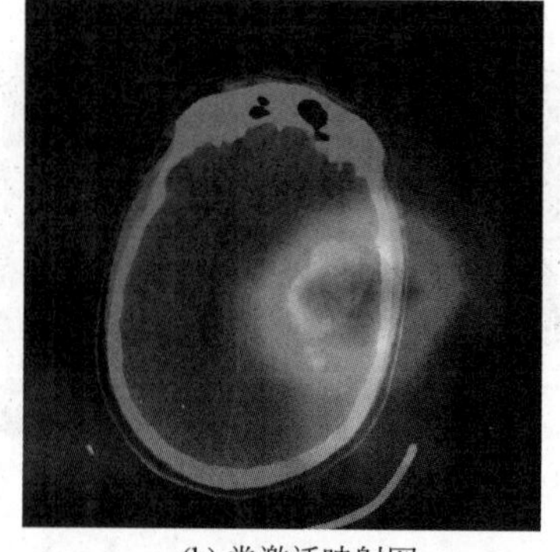

(b) 类激活映射图

图 4.19 深度分类网络生成的类激活映射图

从该图中可以看出这个区域正好聚焦于出血位置，充分表明深度模型抓住了 CT 影像中的关键目标，其预测结果具有较好的可靠性和稳健性。在医学影像分类任务的研究中，类激活映射图已经成为实验结果中的一个必备要素。

4.8 本章小结

本章主要介绍如何设计和实现基于深度学习的医学影像分类任务。首先阐述医学影像分类的基本概念和内涵，简要介绍 CNN 的基本结构，对面向医学影像分类任务的经典深度神经网络进行总结，包括 AlexNet、VGG、Inception、ResNet、DenseNet 以及比较前沿的 ViT。随后对医学影像分类任务的关键环节进行论述，包括临床选题、医学影像数据集的构建、深度网络的训练和测试，并给出分类性能的评价方法。总的来讲，医学影像分类是深度学习在医学影像中较为广泛的一个应用，其结果能够给出每幅医学影像的类别信息，但无法提供影像中病变的具体位置，这使得医学影像分类在某些场景下的应用受到限制。对于临床诊断而言，医学影像中病变的位置往往也是临床医生所关心的一个重要方面，要同时获取医学影像中病变的类别和位置信息，这正是第 5 章要讲解的内容。

参考文献

[1] 魏秀参. 解析深度学习-卷积神经网络原理与视觉实践[M]. 北京：电子工业出版社，2018.

[2] Krizhevsky A, Sutskever I, Hinton G E. ImageNet classification with deep convolutional neural networks[C]. Proceedings of the International Conference on Neural Information Processing Systems, Lake Tahoe, USA, 2012: 1106-1114.

[3] Simonyan K, Zisserman A. Very deep convolutional networks for large-scale image recognition[C]. Proceedings of the International Conference on Learning Representations, San Diego, USA, 2015: 7-9.

[4] Szegedy C, Liu W, Jia Y Q, et al. Going deeper with convolutions[C]. Proceedings of the IEEE Conference on Computer Vision and Pattern Recognition, Boston, USA, 2015.

[5] Ioffe S, Szegedy C. Batch normalization: Accelerating deep network training by reducing internal covariate shift[C]. Proceedings of the International Conference on Machine Learning, Lille, France, 2015: 448-456.

[6] Szegedy C, Vanhoucke V, Ioffe S, et al. Rethinking the inception architecture for computer vision[C]. Proceedings of the IEEE Conference on Computer Vision and Pattern Recognition, Las Vegas, USA, 2016: 2818-2826.

[7] Szegedy C, Ioffe S, Vanhoucke V, et al. Inception-v4, Inception-ResNet and the impact of residual connections on learning[C]. Proceedings of the International Conference on Association for the Advance of Artificial Intelligence, San Francisco, USA, 2017: 4278-4284.

[8] He K M, Zhang X Y, Ren S Q, et al. Deep residual learning for image recognition[C]. Proceedings of the IEEE Conference on Computer Vision and Pattern Recognition, Las Vegas, USA, 2016:

770-778.

[9] Huang G,Liu Z,Maaten L V D,et al. Densely connected convolutional networks[C]. Proceedings of the IEEE Conference on Computer Vision and Pattern Recognition, Honolulu, USA, 2017: 2261-2269.

[10] Dosovitskiy A,Beyer L,Kolesnikov A,et al. An image is worth 16x16 words: Transformers for image recognition at scale [C]. Proceedings of the International Conference on Learning Representations,Virtual Event,2021.

[11] Vaswani A, Shazeer N, Parmar N, et al. Attention is all you need [C]. Proceedings of the International Conference on Neural Information Processing Systems, Long Beach, USA, 2017: 5998-6008.

[12] Lin D R,Xiong J H,Liu C X,et al. Application of comprehensive artificial intelligence retinal expert (CARE) system: A national real-world evidence study[J]. Lancet Digital Health,2021,3: e486-e495.

[13] Xie X,Xiao Y F,Zhao X Y,et al. Development and validation of an artificial intelligence model for small bowel capsule endoscopy video review[J]. JAMA Network,2022,5(7): e2221992.

[14] Wang G Y,Liu X H,Shen J,et al. A deep-learning pipeline for the diagnosis and discrimination of viral,non-viral and COVID-19 pneumonia from chest X-ray images [J]. Nature Biomedical Engineering,2021,5: 509-521.

[15] Zhang L,Deng Z,Kawaguchi K,et al. How does mixup help with robustness and generalization? [C]. Proceedings of the International Conference on Learning Representations, Virtual Event, 2021.

[16] Devries T,Taylor G W. Improved regularization of convolutional neural networks with cutout[J]. arXiv: 1708.04552,2017.

[17] Gupta N,Lin K,Roth D,et al. CutMix: Regularization strategy to train strong classifiers with localizable features[C]. Proceedings of the International Conference on Computer Vision,Seoul, Korea,2019.

[18] Guo Y C,He Y W,Lyu J B,et al. Deep learning with weak annotation from diagnosis reports for detection of multiple head disorders: A prospective,multicentre study[J]. Lancet Digital Health, 2022,4(8): e584-e593.

[19] Zhang K,Liu X H,Shen J,et al. Clinically applicable AI system for accurate diagnosis,quantitative measurements,and prognosis of COVID-19 pneumonia using computed tomography[J]. Cell, 2020,181(6): 1423-1433.

[20] Schömig-Markiefka B,Pryalukhin A,Hulla W,et al. Quality control stress test for deep learning-based diagnostic model in digital pathology[J]. Modern Pathology,2021,34: 2098-2108.

[21] Selvaraju R R,Cogswell M,Das A,et al. Grad-CAM: Visual explanations from deep networks via gradient-based localization[C]. Proceedings of the IEEE International Conference on Computer Vision,Venice,Italy,2017: 618-626.

[22] Chattopadhyay A,Sarkar A,Howlader P,et al. Grad-CAM++: Improved visual explanations for deep convolutional networks[C]. Proceedings of the IEEE Winter Conference on Applications of Computer Vision,Lake Tahoe,USA,2018.

[23] 彭琦,陈星材,刘静静,等. 颅脑 CT 影像深度学习预测脑出血破入脑室[J]. 陆军军医大学学报, 2023,45(2): 121-129.

第5章 基于深度学习的医学影像目标检测

视频

5.1 引言

目标检测作为计算机视觉领域的重要研究方向之一，其本质是准确、高效地对图像中的目标进行识别（分类问题）和定位（回归问题），通常做法是利用形状为矩形的边界框（Bounding box）对感兴趣目标进行定位（Localization），并判断其类别（Category）。对于医学影像而言，目标检测的任务是识别影像中的病变或者异常，并对其进行定位。

医学影像分类任务只能预测病变的类别，无法给出具体位置。在临床实践中，临床医生不仅仅关注医学影像中的病变类别（分类问题），支持分类结果的视觉证据（例如病变的空间位置）也是临床诊断一个不可或缺的部分[1]。医学影像目标检测能够同时给出病变的类别和位置信息，在临床疾病筛查中具有更为广泛的应用前景。图 5.1 给出了一个颅脑 CT 影像中检测颅内出血的示例，如果存在出血，则利用边界框定位出血位置，并预测类别标签（颅内出血）。需要指出的是，图 5.1 给出的是单个病变（颅内出血）的检测，对于多病变（例如颅内出血的各种亚型）的检测同样可以实现，只不过难度更大。

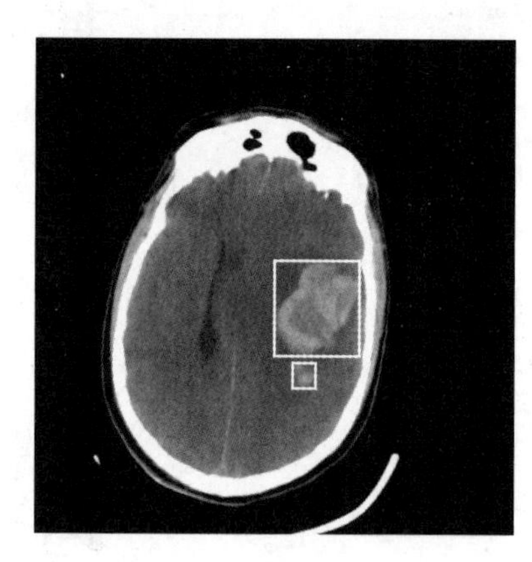

图 5.1　颅内出血的检测

（类别标签：颅内出血）

医学影像目标检测任务可以有效辅助临床医生对病变进行筛查，更符合临床工作实际。然而，医学影像中病变的尺寸不一、位置不定，病变类别和数量可能较多，这使得医学影像目标检测任务的难度更大。例如 CXR 中多种病变（或异常）的识别和定位、胸部 CT 中肺结节的识别和定位以及头颅 CT 中不同亚型出血的识别和定位等。值得一提的是，即便在基于深度学习的医学影像分类任务中，获取病变的位置信息也是研究者追求的目标之一，最为典型的工作就是利用 4.7.4 节介绍的类激活映射图来定位病变[2-3]，但该方法的定位精度有限，病变识别和定位的专业做法是通过目标检测网络进行实现[4]。近些年，基于深度学习的目标检测网络发展迅速，不断刷新各类目标检测任务的纪录。需要指出的是，构建一个面向医学影像目标检测的大规模数据集，其标注的工作量（尤其是病变位置的标注）无疑是巨大、昂贵的。由于普遍缺乏大规模带有类别和定位标注的医学影像数据集，基于深度学习的医学影像目标检测技术的发展受到限制。本章系统介绍基于深度学习的医学影像目标检测任务的各个环节，并给出相应的实现过程以及需要注意的问题。

5.2 面向目标检测的深度神经网络

目标检测的发展史可分为传统的目标检测时期(1998—2013)和基于深度学习的目标检测时期(2014 年至今)。传统的目标检测是通过人工选取感兴趣区域(Region of Interest,ROI),再依靠人工进行特征提取,根据所提取的一系列特征进行分类和回归,从而获得目标检测结果,此类方法普遍存在计算复杂度高和检测精度低的不足。目前,基于深度学习的目标检测技术已经成为目标检测领域的主要发展方向,根据网络是否采用锚框(Anchor)来提取目标的边界框,可分为基于锚框(Anchor-based)和无锚框(Anchor-free)两种技术路线。所谓"锚框"是以锚点为中心,由目标检测网络预定义的多个不同长宽比的先验边界框。虽然 Anchor-free 的目标检测路线近年来逐渐受到重视,但 Anchor-based 的路线仍然相对主流。目前,大多数目标检测方法均采用了 Anchor-based 的思路,其又可以进一步分为 Two-stage 和 One-stage 两种方案,其中 Two-stage 方案的典型代表包括 RCNN(Region CNN,区域卷积神经网络)[5]、SPPNet[6]、Fast RCNN[7] 和 Faster RCNN[8] 等,而 One-stage 方案的典型代表包括 RetinaNet[9]、YOLO(You Only Look Once,你仅需看一次)系列[10-16] 等,Anchor-based 路线的目标检测网络发展历程如图 5.2 所示。

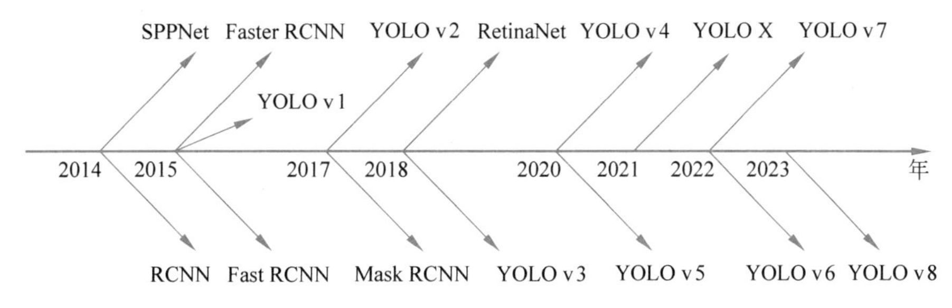

图 5.2 深度检测网络的发展历程(Anchor-based)

5.2.1 Two-stage 方案

Two-stage 方案首先从图像中提取可能包含待检测目标的边界框,然后对边界框进行分类和回归,从而实现目标的识别和定位,下面简要介绍 Two-stage 方案中的 RCNN、Fast RCNN 和 Faster RCNN。

1. RCNN

RCNN 是罗斯·吉尔什克(Ross Girshick)提出的以 CNN 为基础的目标检测网络[5],是深度学习用于目标检测的开山之作。RCNN 的网络结构如图 5.3 所示,主要处理步骤如下:

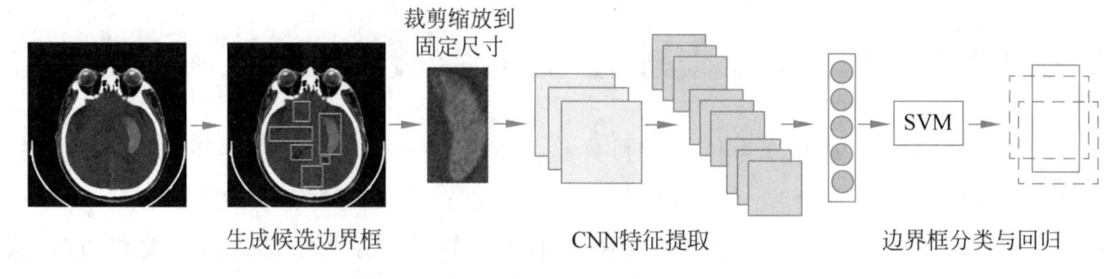

图 5.3 RCNN 的网络结构

(1) 使用选择性搜索方法,在输入图像中生成大量可能包含目标的候选边界框;

(2) 使用 CNN 对每个边界框进行特征提取;

(3) 分别使用 SVM 和回归算法完成每个边界框的分类和位置修正。

RCNN 作为目标检测领域具有里程碑意义的方法,通过 CNN 提取边界框的特征,信息更加全面,但也存在如下不足:选择性搜索产生边界框的过程非常耗时,会产生大量不相关的边界框;每个边界框都需要利用 CNN 进行特征提取,计算开销过大;并非端到端的模式,每个模块都需要单独训练。

2. Fast RCNN

Fast RCNN 是罗斯·吉尔什克在 2015 年提出的一种基于快速区域卷积神经网络的目标检测方法[7],也是第一个真正意义上的端到端深度学习检测网络。Fast RCNN 主要解决 RCNN 的训练分多步、训练和测试速度慢等问题,同时提高了检测精度。Fast RCNN 的网络结构如图 5.4 所示,主要处理步骤如下:

(1) 对输入图像使用选择性搜索的方法获取候选边界框;

(2) 利用 CNN 提取输入图像的特征,生成一系列特征图;

(3) 将边界框映射到特征图上,获得每个边界框在特征图上的位置;

(4) 使用 ROI 池化层将上述 ROI 转换为相同大小的小特征图;

(5) 利用全连接层对每个小特征图进行分类和回归。

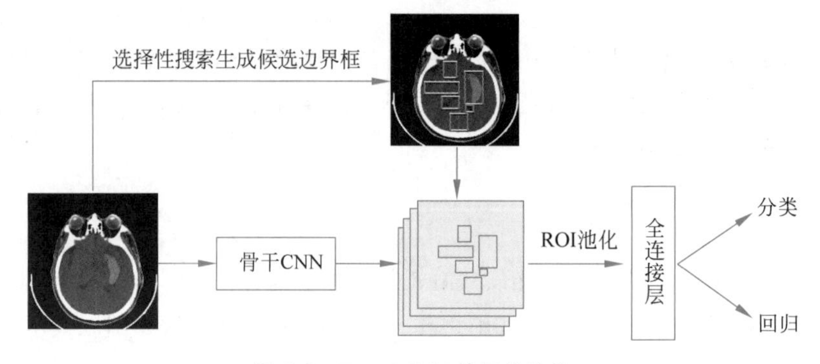

图 5.4 Fast RCNN 的网络结构

Fast RCNN 对输入图像整体进行特征提取,而非针对每个边界框,在一定程度上减少了计算量。由于 Fast RCNN 仍然使用选择性搜索的方式生成边界框,这使得其始终无法达到实时检测的水平。

3. Faster RCNN

吉尔什克于 2015 年提出了比 Fast RCNN 更快的目标检测网络 Faster RCNN[8],其网络结构如图 5.5 所示。Faster RCNN 使用 RPN(Region Proposal Network,区域生成网络)代替 Fast RCNN 中的选择性搜索方法,可以在减少边界框数量的情况下仍能保证目标检测精度。从结构上讲,Faster RCNN 已经将特征提取、边界框的生成、回归以及分类整合到一个网络中,提高了综合检测性能,尤其是显著提高了检测速度。

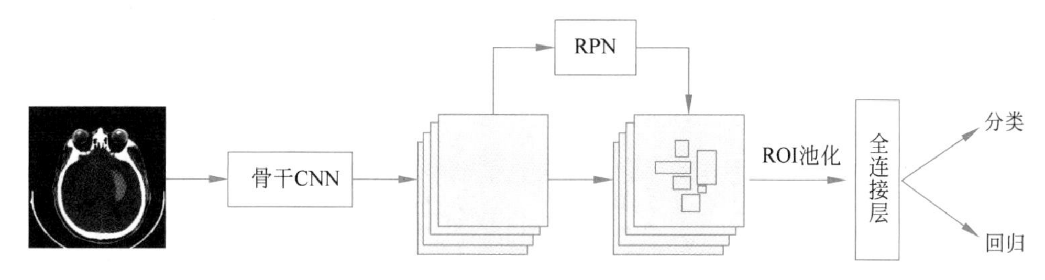

图 5.5 Faster RCNN 的网络结构

Faster RCNN 的处理流程如下:

(1) 使用 CNN 对输入图像进行特征提取,得到特征图;

(2) 将特征图送入 RPN 生成一系列边界框,并将它们映射到特征图上获得相应的 ROI;

(3) 使用 ROI 池化层将上述 ROI 缩放为相同大小的小特征图;

(4) 将每个小特征图送入一系列全连接层,从而实现目标的分类和回归。

5.2.2 One-stage 方案

虽然基于 Two-stage 方案的目标检测网络取得了较好的精度,但受限于 RCNN 这类算法本身的缺陷,其检测速度慢的问题一直未得到有效解决,极大限制了其在实时目标检测中的应用。不同于 Two-stage 方案中需要提前生成候选边界框的做法,One-stage 方案直接从输入图像中得到目标的类别和位置信息,不需要预先生成边界框,显著提高了检测速度,具有广泛的实际应用前景。

1. RetinaNet

RetinaNet 是由 Facebook 人工智能团队于 2018 年提出的一个高效的 One-stage 网络。在一幅图像中,目标(正样本)所占的比例通常远小于背景(负样本)的比例,目标和背景的比例存在严重失衡。背景比例太大会主导损失函数的变化，不利于网络的训练，严重降低 One-stage 方案的检测精度。针对这一问题，一个自然的想法是在交叉熵损失函数基础上进行改进，在训练过程中降低易分类样本的权重，使得网络更加关注那些分类困难的样本。RetinaNet 的核心是 Focal Loss[9]，可分为两部分，一部分是分类损失，另一部分是回归损失，其中分类损失作用于正负样本，但回归损失仅作用于正样本。RetinaNet 在精度上超过 Two-stage 方案，在速度上超过 One-stage 方案，在当时实现了对两种方案的超越。

RetinaNet 由一个主干网络和两个任务子网络构成，如图 5.6 所示[9]，其中 A 表示特征图上每个像素点遍历多少个 anchor(默认为 9)，K 表示类别数。结合 FPN(Feature Pyramid Network，特征金字塔网络)的 ResNet50 作为 RetinaNet 的主干网络，其中 FPN 能够融合不同尺度的特征，可以更好地适应不同尺度大小的目标。根据主干网络提取出的特征，两个任务子网络分别进行边界框的分类和回归。

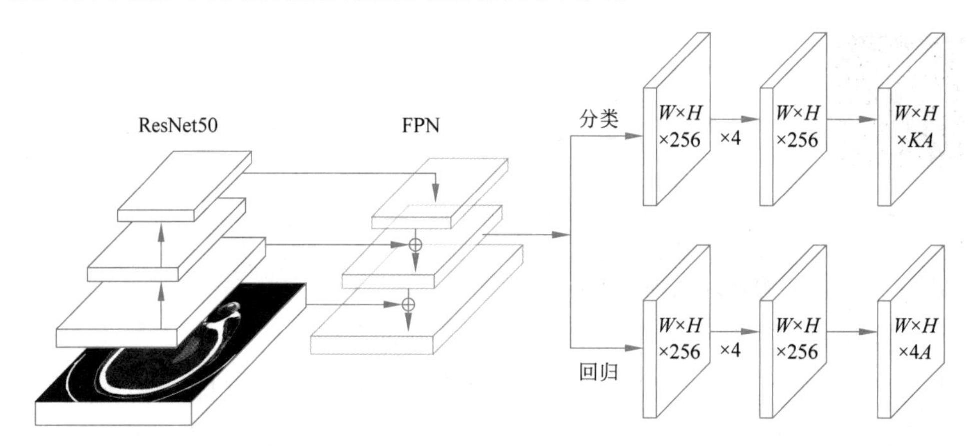

图 5.6　RetinaNet 的网络结构

2. YOLO v1

为了解决 Two-stage 方案检测速度慢的不足，华盛顿大学的约瑟夫·雷蒙等在 2015 年提出了 YOLO 系列的开山之作 YOLO v1[10]。与 Fast RCNN 等网络不同，YOLO v1 的思路非常朴素，即不需要预先生成候选边界框，仅仅采用一个单独的 CNN 来实现端到端的目标检测。YOLO v1 将目标检测等同于一个回归问题，利用 CNN 直接从完整的图像中预测边界框和类别概率。图 5.7 给出了 YOLO v1 的网络结构。

YOLO v1 由 24 个卷积层和 2 个全连接层组成，虽然参考了 GoogLeNet 的网络结构，但并未使用 Inception 模块，而是使用 1×1 卷积和 3×3 卷积简单代替。YOLO v1 的网络输入大小固定为 448×448，并被划分成 7×7 个网格，每个网格允许预测出两个边界框。网络输出为 7×7×30 的张量，即每个网格输出 1×1×30 的张量，包括 2 个边界框位置、置信度以及针对该网格的 20 个类别概率。YOLO v1 可以达到 45 帧/秒的实时检测

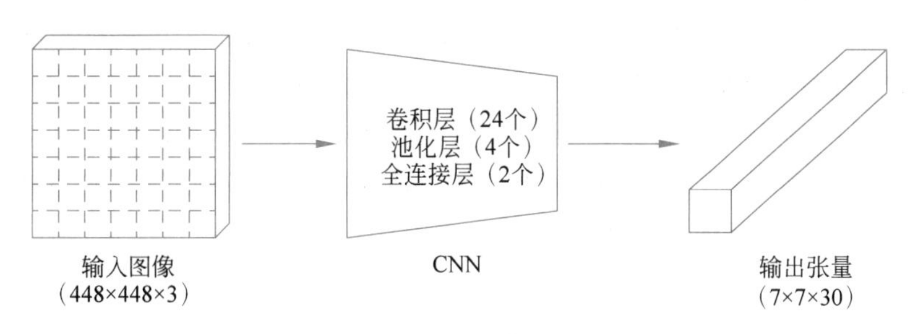

图 5.7 YOLO v1 的网络结构

速度，但其检测精度远不及 Two-stage 方案，尤其对于图像中的密集目标和微小目标的检测性能较弱。YOLO 系列网络随后得到了持续发展。华盛顿大学的两位教授于 2018 年提出了一个经典版本 YOLO v3[12]，引入多尺度检测和多标签分类的思想，并优化了损失函数。YOLO v3 的出现摘掉了 YOLO 网络对小目标检测性能弱的帽子。最新发布的 YOLO v8 的目标检测性能更为强大，已经做成了一个统一框架，可以执行目标检测、语义分割和图像分类任务，并且支持之前所有的 YOLO 版本。不得不说，计算机视觉领域的进步日新月异，令人叹为观止。未来是否会继续出现更为先进的 YOLO 网络，让我们拭目以待。

5.3 临床选题

医学影像目标检测可以同时给出病变的类别和位置，与医学影像分类相比，能够额外提供病变的位置信息。在临床诊断工作中，如果对于医学影像中的病变类别和位置都比较关心，那么引入目标检测任务是一个合理的选择，这也是提出相关临床问题的一个基本出发点。例如根据头颅 CT 检测出血、基于胸部 CT 检测肺结节、基于内镜影像检测肠息肉等。医学影像目标检测要求每种病变在影像中都要具有较为明确的边界，如果某种病变弥漫在整幅影像，这种情况下并不适合进行目标检测，例如炎症性肠病在肠镜影像上呈现弥漫特点，对其亚型的识别更适合采用医学影像分类任务。

相当一部分医学影像分类任务都可以扩展到医学影像目标检测任务，但这需要对影像中的病变进行定位标注。从目前的研究进展来看，医学影像目标检测主要应用于临床疾病的筛查，在放射科有着良好的潜在应用价值，有望减轻放射科医生的工作量，并减少漏诊率。

5.4 医学影像数据集的构建

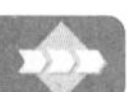

5.4.1 医学影像的收集

为了训练出一个具有较高性能的深度检测模型，构建一个大规模的医学影像目标检测数据集是必要的，该数据集需要涵盖所需检测的所有类别病变。此外，尽可能保证数据集中各种类别的数量是均衡的，然而这在实际构建过程中很难做到。

针对一个特定的医学影像检测任务，与医学影像分类任务的数据收集类似，需要考虑以下几点：类别的确定、医学影像的类型、医学影像的数量、医学影像的格式、纳入与排除标准以及质量控制，具体可参考 4.5.1 节。

5.4.2 医学影像的标注

针对医学影像目标检测任务的属性，其标注内容不仅包括病变的类别，而且包括病变的定位，这使得其标注工作量急剧增加。针对医学影像目标检测的标注，仍然需要由相关科室的临床医生来完成。在标注工作开始之前，通常需要完成以下几个工作：

1. 标注规则的确立

标注过程的规范化对于获得高质量的标签极其重要。为了确保标注的准确性，需要制定相应的标注规则。通过参考计算机视觉领域中目标检测的标注规则，医学影像目标检测的标注规则主要包括以下几点：①用于定位的边界框原则上应是病变的最小外接矩形；②如果在同一幅医学影像中存在多个病变，只要它们在空间上未发生连接，则每个病变都应通过边界框单独进行标注；③若不同类别病变在空间上发生了连接，则需对不同类别病变分别进行标注；④一个病变的边界若被其他组织或者病变遮盖，临床医生需根据知识和经验确定缺失部分的边界。以上规则中前两点所描述的情形比较常见，后两点相对少见。所有参与标注的临床医生都应熟知上述标注规则，以确保标注的规范性和一致性。

2. 专业标注软件

LabelImg 软件是目标检测领域广泛使用的开源标注软件，同时支持 Windows、Linux 和 macOS。该软件由 Python 编写而成，使用 Qt 作为图形界面，已广泛应用于图像、文本、音频、视频和时间序列数据的标注。

在标注工作开始之前，需要对参与标注的临床医生进行培训，使得每名医生都能熟练使用该软件，并在软件使用过程中严格执行所制定的标注规则。LabelImg 软件的主界面可分为工具栏、图像显示区域、标注框列表和文件列表，如图 5.8 所示，具体使用方法如下：

(1) 打开 LabelImg，若要标注单幅影像，在左侧菜单栏单击 Open 再选择所需标注的影像；若要标注多幅影像，则单击菜单栏的 Open Dir，定位到待标注影像的文件夹即可，所有待标注影像的路径和名称均会出现在右下角的文件列表中(File List)。若要更改影像的显示大小，可单击工具栏中的 Zoom In(放大)、Zoom Out(缩小)、Fit Window(适合窗口)和 Fit Width(适合宽度)。

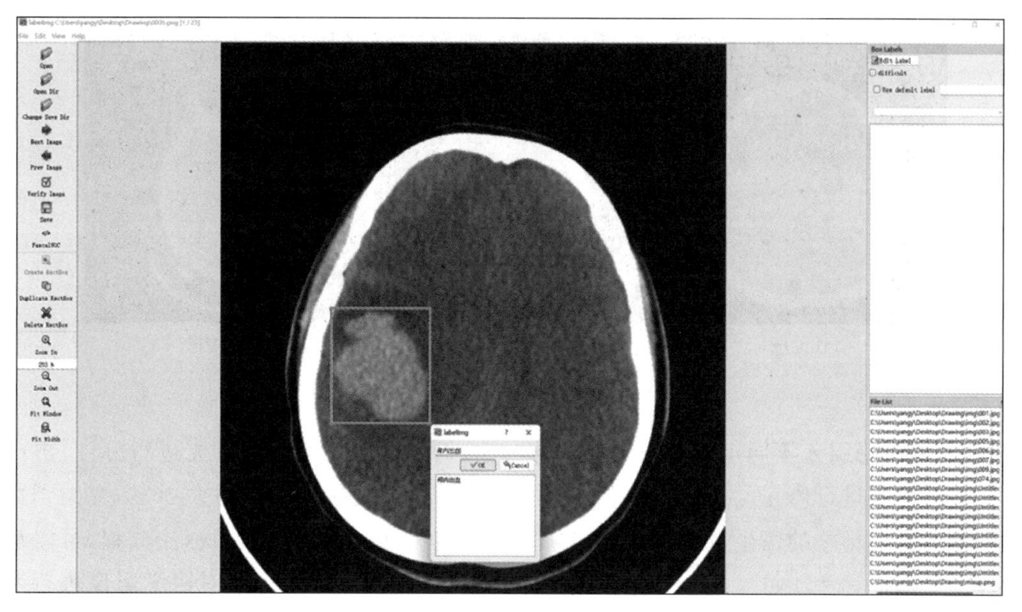

图 5.8　LabelImg 标注界面

(2) 单击 Change Save Dir，设置标注生成的标签文件所要保存到的文件夹。

(3) 单击"</>"设置标签的存储格式，LabelImg 给出了 PASCAL VOC、YOLO 和 CreateML 三种格式，它们之间可以相互转化。一般默认 PASCAL VOC 格式，标签文件的扩展名为 xml。

(4) 单击 Create RectBox 后，可以利用边界框对影像中的多个病变分别进行定位标注，并赋予相应的类别信息，如图 5.8 所示。若需修改边界框的位置，则需选中相应的边界框，直接移动到指定位置即可。此外，通过拉动边界框四个顶点中的任意一个均可调整框的大小。单击 Duplicate RectBox 可复制选中的边界框，单击 Delete RectBox 可删除边界框。

(5) 单击左侧的 Save 可对标注结果进行保存，在设置的保存文件夹内会生成与图像文件名相同的标签文件(扩展名为 xml)。

(6) 单击 Next Image 可继续标注下一幅影像。如需对上一幅影像重新进行标注，可单击 Prev Image。

基于上述标注规则，利用 LabelImg 软件完成的三个标注范例如图 5.9 所示。

3. 标注流程的制定

临床医生的手动标注一般可以获得较为准确的标注结果。对于数据量较小的医学影像数据集，为了保证标注质量，通常设置两级标注流程，即低年资医生标注、高年资医生修正。若高年资医生与低年资医生对于同一病变的标注结果(类别和定位)发生冲突，则需邀请一名专家加入，三人共同讨论做出最终的标注。对于数据量较大的医学影像数

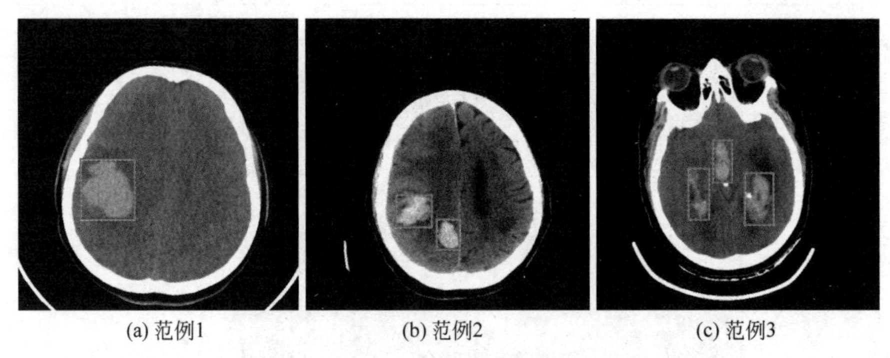

图 5.9　医学影像目标检测的标注范例

据集，可以考虑引入不同年资的医生组参与标注，例如低年资医生组首先进行标注，再由高年资医生组进行修正。具体选择何种标注流程，需要根据数据集的大小、病变类别数量以及可参与标注的医生数量等多种因素共同决定。通过制定严谨的标注流程，可以最大程度地保证标注质量。由于临床工作较为繁重，单纯依靠临床医生对医学影像进行手动标注，难以实现大规模医学影像目标检测数据集的构建。图 5.10 给出了面向医学影像目标检测的人在环路辅助标注方法。首先由高年资医生手动标注一部分医学影像，以此为基础训练一个初步的深度检测模型，再利用该模型对新的未标注影像进行目标检测，从而得到一系列伪标签(包括类别和边界框)。与单纯的类别标注相比，针对病变的定位是一项难度较大的工作，因此，考虑引入两级医生核对机制，即首先由低年资医生在“伪标签”上进行核对，修正边界框的大小或类别，再由高年资医生进行复核，从而得到GT 级别的标签，并送入已标注的医学影像数据集中，用于进一步更新模型。随着所标注的医学影像数量不断增加，更新后的模型性能也会不断提高，医生核对的工作量也会逐渐减少。因此，人在环路的辅助标注方法可以有效减轻临床医生的标注工作量，对于构建大规模医学影像目标检测数据集具有重要意义。需要注意的是，测试集的标注仍需临床医生手动完成，不建议采用人在环路的辅助标注方法。一旦完成医学影像数据集的标

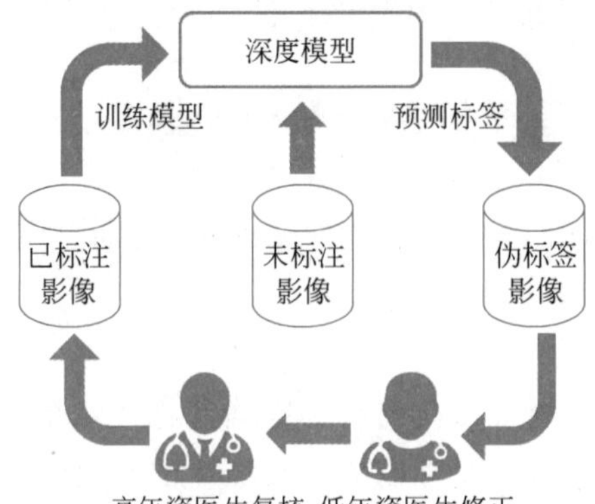

图 5.10　人在环路的辅助标注方法

注,即可统计出数据集中每一类病变的边界框数量,通过分析边界框的分布情况,从而决定是否需要对边界框数量较少的病变类别进行补充。

5.5 网络的训练和测试

在完成医学影像目标检测数据集的构建之后,就可以将其随机划分成训练集、验证集和测试集,从而进行深度检测模型的训练、验证和测试。

5.5.1 数据集的划分

针对医学影像目标检测任务,其数据集的划分原则与医学影像分类任务的划分原则是一致的。如果内部数据集的规模较大,按照 8∶1∶1 的比例随机将数据集划分为训练集、验证集和测试集。如果内部数据集的规模较小,三者划分的比例通常是 6∶2∶2。另外一种划分方法是将内部数据集按照 8∶2 或者 7∶3 的比例随机划分为训练集和测试集,在训练集上通过 K 折交叉验证来确定网络的最优超参数。在类别数量不均衡的情况下,K 折交叉验证可以消除随机划分的训练集和验证集在分布上存在的偏差,使得超参数的取值达到全局最优。此外,通过分析 K 折交叉验证所产生的 K 个模型的检测性能,也可以评估医学影像数据集构建的质量。在数据集划分完毕后,需要统计每个数据集中的患者数量、平均年龄、性别分布、影像数量以及每种病变的边界框数量等。

5.5.2 数据预处理

数据集预处理过程包括医学影像的归一化、标准化以及数据增强等环节,其中数据增强包括裁剪、翻转和旋转、图像变换以及各种 transforms 变换等,具体可参考 4.6.2 节。除此之外,Mosaic 是基于深度学习的目标检测技术中常用的一种数据增强方法,它最早在 YOLO v4 中被提出[13]。Mosaic 数据增强是将 4 幅图像(YOLO v5 采用 4 幅或者 9 幅)通过随机翻转、比例缩放以及色域调整等方式处理后拼接成一幅新的图像,如图 5.11 所示。可以看出,Mosaic 数据增强与 CutMix 方法非常相似,但 CutMix 方法是对两幅图像进行拼接。

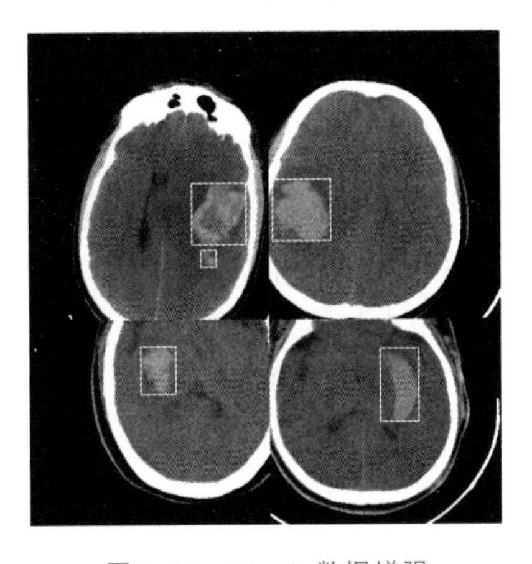

图 5.11 Mosaic 数据增强

Mosaic 数据增强的基本步骤为:

(1) 生成一幅指定尺寸大小的空白图像,在图像内部随机选取拼接的基准点。

(2) 随机读取训练集中的四幅图像,经过随机翻转、比例缩放以及色域变换等处理后(边界框也要进行相同的翻转和比例缩放),依据基准点分别排放在空白图像的左上、右上、左下和右下四个位置。

(3) 对于拼接后的图像,裁掉超出指定尺寸的部分,即可得到 Mosaic 数据增强后的图像。

Mosaic 数据增强可以增加数据多样性,丰富图像的背景,有利于增强模型的鲁棒性。此外,增强后的图像包含小目标的概率增加,有利于提升模型对于小目标的检测能力。

5.5.3 目标检测网络的选择

众所周知,Faster RCNN 是最好的 Two-stage 检测器之一,而 YOLO 系列均属于 One-stage 检测器。从检测效率上比较,YOLO 系列检测器完胜 Faster RCNN。此外,YOLO 系列检测器的目标检测结果比较干净,重叠的边界框数量较少,在小目标检测方面具有明显优势。近年来,YOLO 系列检测器关注度较高,更新速度快,目前已经发展到 v8 版本,目标检测性能也在不断提升。从 YOLO v5 版本开始,平均检测性能就已经超过 Faster RCNN,检测速度更是远远超过 Faster RCNN。随后,YOLO v6 在检测速度和精度方面达到更好的平衡。在 5FPS(Frames Per Second,每秒的帧数)到 160FPS 的检测速度范围内,YOLO v7 在检测性能和速度方面均已超过它之前所有已知的目标检测网络。YOLO v8 的设计是基于快速、准确和易于使用的理念,在目标检测领域带来了全新体验。

在医学影像目标检测任务中,目标检测的性能和速度都是需要考虑的重要因素。很多医学影像目标检测任务都需要实时显示检测结果;例如,利用深度学习技术实时显示消化内镜视频影像中病变的类别和位置,以及实时显示超声影像中病变的类别和位置等。从目前的研究进展来看,最新的 YOLO 系列检测器无论在检测性能还是检测速度均已全面碾压其他所有的检测器,并朝着“更高、更快、更强”的方向继续迈进。因此,在深度检测网络的选择上,YOLO 系列不失为一个好的选择。

5.5.4 损失函数和优化方式

1. 损失函数

损失函数的作用是评价模型预测值与真实值之间的差距程度。与医学影像分类不同,目标检测任务需要同时获得目标的类别和位置,因此,其损失函数一般包括分类损失和回归损失两种类型。

1) 分类损失函数

4.6.4 节给出了二分类任务中使用的交叉熵损失函数表达式,如下所示:

$$\text{Loss}=\begin{cases}-\ln y_1, & y=1\\ -\ln(1-y_1), & y=0\end{cases} \tag{5.1}$$

式中，y 为真实的类别标签，y_1 为模型预测的类别概率。为了解决 One-stage 方案中正负样本数量失衡的问题，何恺明等在二分类交叉熵基础上进行改进，提出了一种新的损失函数 Focal Loss[9]，如下所示：

$$\text{Loss}(FL)=\begin{cases}-\alpha(1-y_1)^{\gamma}\ln y_1, & y=1\\ -(1-\alpha)y_1^{\gamma}\ln(1-y_1), & y=0\end{cases}\tag{5.2}$$

式中，γ（文献中取 2）的作用是通过控制损失值，使得网络更加关注那些分类难度较大的样本。平衡因子 α（文献中取 0.25）用于平衡正负样本的数量。

2）回归损失函数

L_1（平均绝对误差）、L_2（均方误差）和 smooth L_1 是三个相对简单的回归损失函数，其中 YOLO v1 采用 L_2 损失，Fast RCNN 采用 smooth L_1 损失。三个损失函数的表达式分别为

$$L_1=|x|\tag{5.3}$$

$$L_2=x^2\tag{5.4}$$

$$\text{smooth } L_1=\begin{cases}0.5x^2, & |x|<1\\ |x|-0.5, & \text{其他}\end{cases}\tag{5.5}$$

其中，x 表示预测值与真实值之间的差异。需要指出的是，虽然 smooth L_1 在性能上要优于 L_1 和 L_2，但上述三个损失函数在计算回归损失时，都是分别求取边界框四个点的损失值再相加，其不足是忽略了四个点之间的内在联系。此外，评价边界框回归性能的重要指标之一是交并比（Intersection over Union，IoU），不同的边界框可能拥有近似的损失值，但它们之间的 IoU 可能相差较大。

既然 IoU 可以有效表征边界框的定位精度，一个自然的想法就是构建基于 IoU 的回归损失函数。随后相继提出了 IoU Loss[17]、GIoU Loss[18]、DIoU Loss[19]、CIoU Loss[19]以及 EIoU[20]等损失函数，其中 GIoU 损失是在 IoU 损失基础上改进而来，解决了预测框和 GT 框无任何重叠时的损失量化问题。在 IoU Loss 和 GIoU Loss 基础上，DIoU Loss 进一步考虑边界框中心点之间的距离，良好的性能也使得其在 YOLO v5 中得到应用。CIoU Loss 同时考虑了边界框之间重叠面积的大小、中心点之间的距离以及长宽比，回归精度优于其他损失函数。EIoU Loss 是在 CIoU Loss 基础上将预测框和 GT 框在长度和宽度上的差异进行了拆分，克服了 CIoU Loss 中边界框长度和宽度不能同时增加或者减少的不足，可以进一步加快网络的收敛速度，同时提高边界框的回归精度。

2. 优化方式

在网络训练过程中，选择哪种优化方式直接关系到模型最终的性能。4.6.4 节给出了各具特色的优化方式，一般而言，SGD 和 Adam 两个优化器使用相对较多，但到底使用

哪个更好，或者两者结合使用是否会更好，这一系列问题都没有具体的理论进行指导。从目前发表的文献来看，两者可以说各占半壁江山。通常的做法是把两种优化方式都尝试一遍，根据模型的性能优劣进行选择。需要指出的是，Adam 本身结合了一阶动量和二阶动量，SGD 在使用过程中也可以结合一阶或者二阶动量。此外，在充分了解所收集数据的特性以及所使用网络特点的基础上选择优化方式，可能会取得更好的训练效果。

5.5.5 网络超参数的调整

医学影像目标检测网络超参数的调整与分类网络类似，具体可以参考 4.6.5 节内容。在是否加载预训练权重这个问题上，目标检测网络可以考虑加载 COCO 数据集的预训练权重。COCO 是一个由微软公司创建的面向目标检测和分割等任务的大型公开数据集，共由 32.8 万幅自然图像和生活中常见的目标图像组成。针对目标检测任务，COCO 数据集中标注了 80 种目标，拥有超过 50 万个目标边界框，已经成为目标检测领域的基准数据集。近些年，许多目标检测网络都在 COCO 数据集上进行了训练和测试。通过加载该数据集上的预训练权重，初始化网络参数，可以显著加快目标检测网络的收敛速度。

5.6 目标检测性能的评价

5.6.1 基于指标体系的性能评价

1. IoU 阈值

IoU 是目标检测中的一个重要评价指标，主要用于衡量模型给出的预测框与 GT 框之间的重叠程度。假设 $\boldsymbol{A}$ 和 $\boldsymbol{B}$ 是两个相同大小的矩形框，图 5.12 分别给出了 $\boldsymbol{A}$ 和 $\boldsymbol{B}$ 的交集和并集的示意图。利用 $\boldsymbol{A}$ 和 $\boldsymbol{B}$ 的交集除以两者的并集，即可求得 IoU 的值。在目标检测领域，IoU 也称为 Jaccard 系数，其表达式为

$$\mathrm{IoU}=\frac{\boldsymbol{A} \cap \boldsymbol{B}}{\boldsymbol{A} \cup \boldsymbol{B}} \tag{5.6}$$

从图 5.12 可以看出，$\boldsymbol{A}$ 和 $\boldsymbol{B}$ 的交集越大，$\boldsymbol{A}$ 和 $\boldsymbol{B}$ 的并集就越小，IoU 自然就越高。当 $\boldsymbol{A}$ 和 $\boldsymbol{B}$ 无交集时，IoU 等于 0；当 $\boldsymbol{A}$ 和 $\boldsymbol{B}$ 完全重合时，IoU 等于 1。因此，IoU 的取值是 0～1。需要指出的是，实际任务中的 $\boldsymbol{A}$ 和 $\boldsymbol{B}$ 的形状和大小一般不会完全相同。

图 5.13 直观地给出了不同重叠程度所对应的 IoU 值。需要指出的是，IoU 可以衡量任意形状区域之间的重叠程度，不仅仅针对矩形区域。在目标检测任务中，IoU 并不是一个最终的评价指标，而是作为一个预先设置的阈值来使用。例如，当 IoU 设置为 0.5

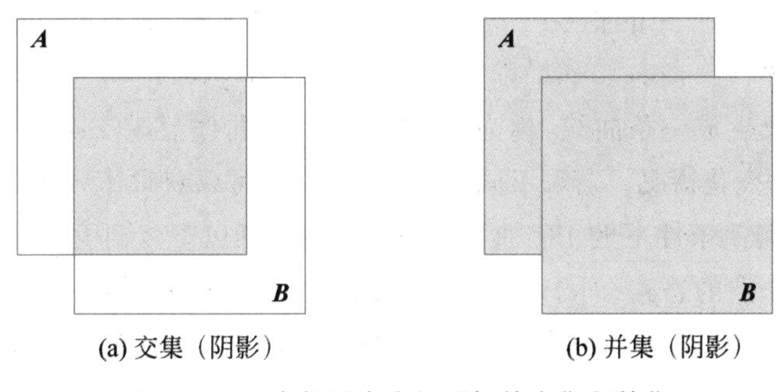

(a) 交集（阴影）　(b) 并集（阴影）

图 5.12　两个相同大小矩形框的交集和并集

时，意味着只有预测框与 GT 框之间的 IoU 大于 0.5 才会进一步评估是否正确检测，而 IoU 小于 0.5 的那些预测框直接认定为检测错误。IoU 阈值的设置是整个目标检测性能评价的前提，实际评价过程中通常会设置多个 IoU，以考察模型在不同阈值条件下的目标检测性能。

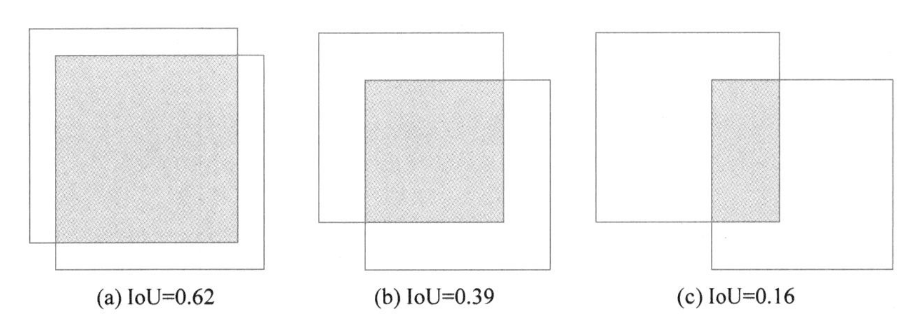
(a) IoU=0.62　(b) IoU=0.39　(c) IoU=0.16

图 5.13　不同重叠程度所对应的 IoU 值

2. Precision、Recall 和 F_1-score

对于单目标识别任务，根据图 4.15 给出的混淆矩阵，Precision（精确率）和 Recall（召回率）的计算公式分别为

$$\text{Precision}=\frac{\text{TP}}{\text{TP}+\text{FP}} \tag{5.7}$$

$$\text{Recall}=\frac{\text{TP}}{\text{TP}+\text{FN}} \tag{5.8}$$

实际上，Precision 和 Recall 分别对应 4.7.1 节的 PPV 和灵敏度。在目标检测任务中，模型的输出除了类别和定位信息外，还会给出一个介于 0 和 1 之间的置信度（Confidence），即目标的类别概率。置信度越大，意味着目标属于某一类别的概率就越大。一旦设置了 IoU 阈值和置信度阈值，就可以得到 TP、FP 和 FN 的值，从而计算出 Precision 和 Recall，并根据式（4.9）计算出 F_1-score。在目标检测任务中，Precision 和 Recall 有其自身的含义。对于置信度大于某一阈值的病变检测结果，Precision 可以衡量有多少病变是检测正确的；Recall 衡量还有多少个病变未被正确检测出来。

在 IoU 阈值保持不变的情况下，如果设置不同的置信度阈值，就可以获得不同的 Precision、Recall 和 F_1-score。如果以 Precision 为纵轴，Recall 作为横轴，在取不同置信度阈值条件下可以生成一条曲线，称为 PR 曲线。PR 曲线反映 Precision 和 Recall 在不同置信度阈值下的变化情况。若取不同的 IoU 阈值，就可以获得不同的 PR 曲线。图 5.14 给出了某一 IoU 阈值条件下的 PR 曲线示例。此外，可以参考利用约登指数在 ROC 曲线上寻找最优操作点的思路，对于 PR 曲线上的每个点，分别计算(Precision+Recall−1)的值，其最大值对应的那个点即为 PR 曲线的最优操作点，最优操作点对应的 Precision 和 Recall 可作为对模型检测性能的一个综合评价。

PR 曲线下的面积为 AP，其值在 0～1 之间。AP 也是目标检测领域常用的评价指标之一，AP 值越大，表明模型的目标检测性能越高，反之越低。在医学影像目标检测任务中，通常需要检测多种病变。在某一 IoU 阈值条件下，每类病变都对应一条 PR 曲线以及相应的 AP 值。将所有类别病变的 AP 值进行平均就可得到 mAP。显然，对于单病变检测任务，mAP 与 AP 是相等的。

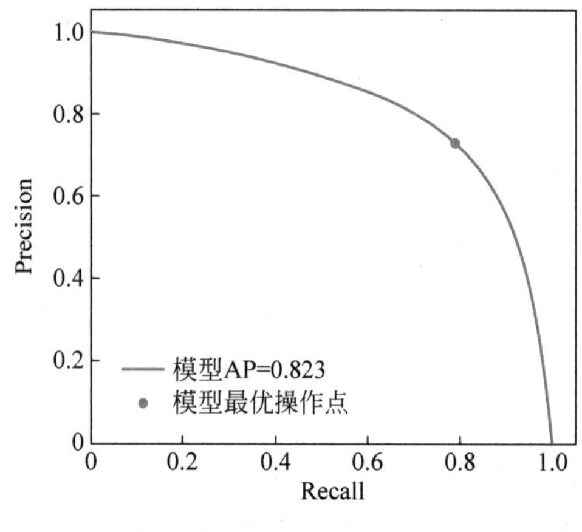

图 5.14 PR 曲线

5.6.2 基于人机对比的性能评价

针对医学影像目标检测的性能评价，人机对比也是一种非常有效的评价方法，其做法通常是邀请数名低年资医生和高年资医生分别利用 LabelImg 软件对测试集手动进行目标检测，包括病变的边界框勾画和类别判断。根据病变的 GT 边界框和类别可以对每名医生的目标检测结果进行评价，分别计算出每种病变的 Precision、Recall 和 F_1-score。因此，每名医生的目标检测评价结果在图中表现为一个点，通过比较这些点与 PR 曲线上的最优操作点的相对位置，即可有效评估模型能够达到何种资历医生的检测性能。图 5.15 给出了通过人机对比来评价模型目标检测性能的示例，其中越靠近右上角的点，其目标检测的性能越好。

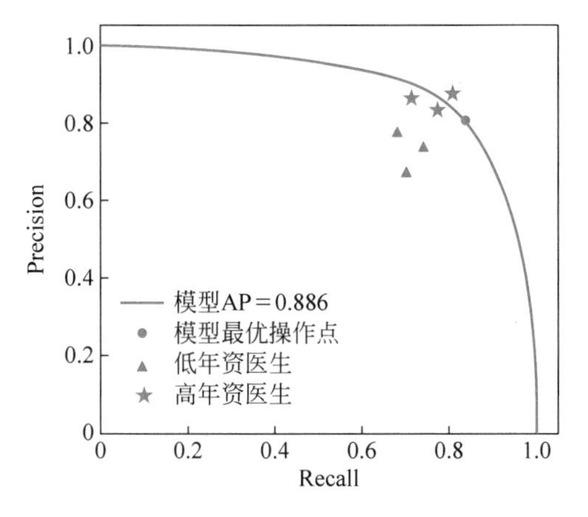

图 5.15　人机对比评价模型的目标检测性能

5.6.3　基于压力测试的性能评价

通过压力测试进行性能评价的具体方法在 4.7.3 节中已经详细阐述。对于医学影像目标检测任务而言，通常做法是对测试集的医学影像进行某种质量控制（例如不同程度地改变亮度和对比度等），通过考察深度检测模型在测试集上的 AP（或 mAP）与质量控制程度之间的关系，从而衡量模型的泛化性能。模型的性能通常会随着质量控制程度的增大而下降，只要在一定范围之内，模型性能的下降并不显著，就可以认为模型具有良好的泛化性能。需要注意的是，质量控制方式应根据医学影像在临床实际中可能发生的质量改变进行选择。

5.7　本章小结

本章主要介绍如何设计和实现一个基于深度学习的医学影像目标检测任务。首先阐述医学影像目标检测的基本概念和内涵，简要介绍面向目标检测任务的深度神经网络，包括 One-stage 的 RCNN、Fast RCNN、Faster RCNN，以及 Two-stage 的 RetinaNet 和 YOLO 系列等。随后对医学影像目标检测任务的关键步骤进行系统论述，包括临床选题、医学影像数据集的构建、深度网络的训练和测试，并给出目标检测性能的评价方法。目前，随着目标检测技术的迅速发展，先进的目标检测网络相继出现，这为解决医学影像目标检测问题提供了有力的技术支持。在减轻标注工作量方面，本章也给出行之有效的解决方案。相信在不久的将来，针对医学影像目标检测技术的研究会更加广泛和深入。医学影像目标检测仅仅利用边界框对病变进行定位，位置信息仍不够精细。对于医学影像的定量测量和分析，需要利用图像分割方法获得病变的精准边界。如何利用深度学习实现医学影像的分割，请进入第 6 章进行学习。

参考文献

[1] Li Z, Wang C, Han M, et al. Thoracic disease identification and localization with limited supervision [C]. Proceedings of the IEEE Conference on Computer Vision and Pattern Recognition, Salt Lake City, USA, 2018, 8290-8299.

[2] Hwang E J, Nam J G, Lim W H, et al. Deep learning for chest radiograph diagnosis in the emergency partment[J]. Radiology, 2019, 293(3): 573-580.

[3] Wang G Y, Liu X H, Shen J, et al. A deep-learning pipeline for the diagnosis and discrimination of viral, non-viral and COVID -19 pneumonia from chest X-ray images [J]. Nature Biomedical Engineering, 2021, 5: 509-521.

[4] Nguyen H Q, Lam K, Le L T, et al. VinDr-CXR: An open dataset of chest X-rays with radiologist's annotations[J]. Scientific Data, 2022, 9: 429.

[5] Girshick R, Donahue J, Darrell T, et al. Rich feature hierarchies for accurate object detection and semantic segmentation[C]. Proceedings of the IEEE Conference on Computer Vision and Pattern Recognition, Columbus, USA, 2014.

[6] He K M, Zhang X Y, Ren S Q, et al. Spatial pyramid pooling in deep convolutional networks for visual recognition [J]. IEEE Transactions on Pattern Analysis and Machine Intelligence, 2015, 37(9): 1904-1916.

[7] Girshick R. Fast R-CNN [C]. Proceedings of the IEEE International Conference on Computer Vision, Santiago, Chile, 2015.

[8] Ren S Q, He K M, Girshick R, et al. Faster R-CNN: Towards real-time object detection with region proposal networks[J]. IEEE Transactions on Pattern Analysis and Machine Intelligence, 2017, 39 (6): 1137-1149.

[9] Lin T-Y, Goyal P, Girshick R, et al. Focal loss for dense object detection[J]. IEEE Transactions on Pattern Analysis and Machine Intelligence, 2020, 42(2): 318-327.

[10] Redmon J, Divvala S, Girshick R, et al. You only look once: Unified, real-time object detection [C]. Proceedings of the IEEE Conference on Computer Vision and Pattern Recognition, Las Vegas, USA, 2016.

[11] Redmon J, Farhadi A. YOLO9000: Better, faster, stronger [C]. Proceedings of the IEEE Conference on Computer Vision and Pattern Recognition, Honolulu, USA, 2017.

[12] Redmon J, Farhadi A. YOLOv3: An incremental improvement [C]. Proceedings of the IEEE Conference on Computer Vision and Pattern Recognition, Salt Lake City, USA, 2018.

[13] Bochkovskiy A, Wang C Y, Liao H-Y M. YOLOv4: Optimal speed and accuracy of object detection[C]. Proceedings of the IEEE Conference on Computer Vision and Pattern Recognition, Seattle, USA, 2020.

[14] Ge Z, Liu S T, Wang F. YOLOX: Exceeding YOLO Series in 2021[J]. arXiv: 2107.08430, 2021.

[15] Li C Y, Li L L, Jiang H L, et al. YOLOv6: A single-stage object detection framework for industrial applications[J]. arXiv: 2209.02976, 2022.

[16] Wang C-Y, Bochkovskiy A, Liao H-Y M. YOLOv7: Trainable bag-of-freebies sets new state-of-the-art for real-time object detectors[J]. arXiv: 2207.02696, 2022.

[17] Yu J H, Jiang Y N, Wang Z Y, et al. UnitBox: An advanced object detection network [C]. Proceedings of the International Conference on Multimedia, Amsterdam, The Netherlands, 2016.

[18] Rezatofighi H, Tsoi N, Gwak J Y, et al. Generalized intersection over union: A metric and a loss for bounding box regression[C]. Proceedings of the IEEE Conference on Computer Vision and Pattern Recognition, Long Beach, USA, 2019.

[19] Zheng Z H, Wang P, Liu W, et al. Distance-IoU loss: Faster and better learning for bounding box regression[C]. Proceedings of the International Conference on the Association for the Advancement of Artificial Intelligence, New York, USA, 2020.

[20] Zhan Y F, Ren W Q, Zhang Z, et al. Focal and efficient IOU loss for accurate bounding box regression[J]. arXiv: 2101.08158, 2022.

第6章 基于深度学习的医学影像分割

视频

6.1 引言

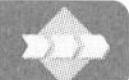

医学影像分割是依据纹理、形状、局部统计特征或频谱特征等信息，从医学影像中精确提取出ROI(如组织器官或病变等)的边界，可为后续的医学影像分析和理解打下良好的基础。医学影像分割绝大多数都是语义分割，其本质可看作一种像素级的分类任务，分割结果可以应用于解剖结构的测量、病变的定量分析、组织功能分析、手术规划以及疾病预后判断等。图6.1给出了一个医学影像分割示例，即从头颅CT影像中提取出血区域，从而为后续出血体积的精准测量提供支持。

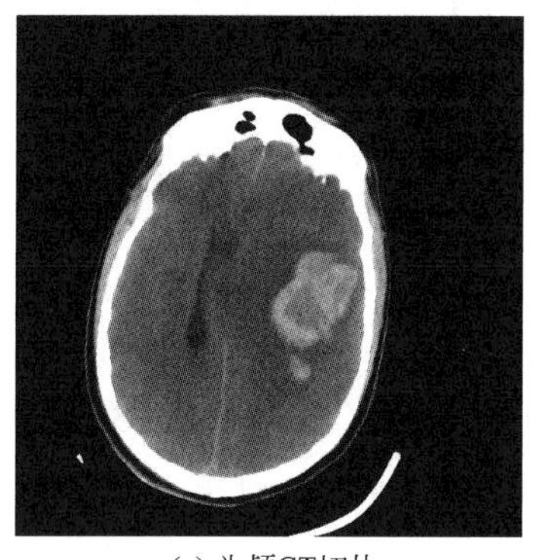

(a) 头颅CT切片

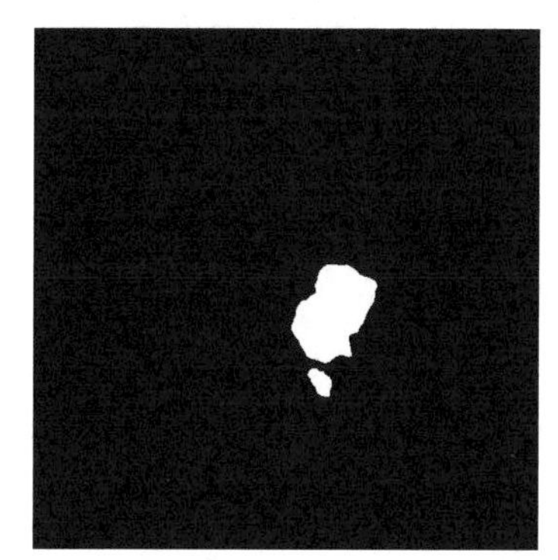

(b) 颅内出血分割结果

图6.1 颅内出血的分割

传统的医学影像分割，需要高年资医生根据临床需求手动标注出ROI的边界，其标注耗时长、成本高，有可能引入主观误差。随着计算机技术在医学影像处理领域的应用，自动分割算法逐渐得到重视。早期的医学影像分割主要采用基于边缘检测的分割、基于阈值的分割和基于区域的分割等方法。此类方法主要根据图像本身的灰度信息提取特征，无法摆脱图像信息畸变(噪声、伪影等)对分割性能产生的不良影响。近年来，大数据驱动下的深度学习展现出强大的特征表达能力，并在自然图像处理领域取得了革命性的进展。目前，基于深度学习的图像分割方法已广泛应用于人体不同组织或病变的分割，取得了远优于传统分割方法的效果。

基于深度学习的医学影像分割在研究过程中也面临如下挑战：①医学影像数据获取门槛高、数据标注耗时长，且医学影像本身还要受到患者隐私和伦理审核约束，使得相关医学影像数据集的构建难度大、周期长；②不同患者病变区域在形状、大小和位置上千差万别，增加了分割困难；③当数据集较小时，过拟合是模型训练最常出现的问题，虽然模型往往能在训练集中获得良好的分割效果，但在全新的测试集上性能可能会下降。尤其受患者疾病的个体差异、扫描设备等因素的影响，现有模型在不同测试集上的性能差异较大。医学影像分割不但可以给出ROI的分类结果，而且能够提供ROI的精确边界，这也预示着基于深度学习的医学影像分割任务比分类和目标检测的难度更大、更具挑战性。

6.2 面向分割的深度神经网络

随着深度学习技术在医学影像分割领域的不断拓展，相继提出了各具特色的深度分割网络。2014 年提出的全卷积神经网络(Fully Convolutional Network，FCN)是深度学习应用于图像语义分割的开山之作[1]。2015 年，深度学习在医学影像分割领域开始发力，提出了更加简单、高效的 U-Net[2]，其一系列变体也相继被提出[3-5]；同年，谷歌团队提出了 DeepLab 系列分割网络[6-9]，其主要创新点为空洞卷积和空洞空间特征金字塔。2016 年，RefineNet 问世，其通过使用远程残差连接实现高分辨率图像的分割[10]；此外，建模全局上下文信息的 PSPNet 也在同一年被提出[11]，其可以充分利用全局先验信息来理解复杂场景。2017 年，NLP 领域的 Transformer 横空出世，标志着深度学习开始从 CNN 时代跨越到 Transformer 时代[12]，Transformer 随后被运用到图像分割领域，例如 2021 年提出的 TransUNet[13]和 SwinUNet[14]，以及 2022 年提出的 Mask Transfiner[15]。与此同时，基于 CNN 的分割网络发展势头依然迅猛。2017 年提出的 ReSeg 可以更好地整合语义分割任务的上下文信息[16]。2018 年提出的 MaskLab 改进了 Faster R-CNN，使用方向特征进行语义分割[17]。2020 年提出的 UNet3＋采用跨尺度连接和全尺度深度监督的方式，对各个尺度特征进行监督并提高计算效率[18]。图 6.2 给出了图像分割领域中具有代表性的深度神经网络发展历程。

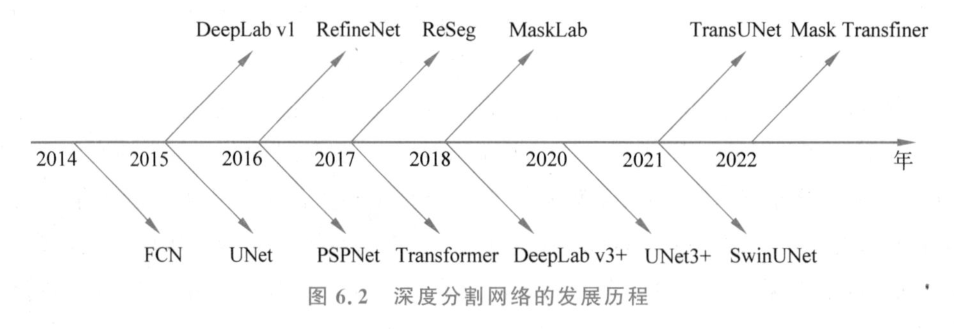

图 6.2 深度分割网络的发展历程

1. FCN

FCN 是 2014 年提出的首个端到端的图像分割网络[1]，其网络结构如图 6.3 所示。FCN 的主要思路是将图像分类网络改良为语义分割网络，通过将全连接层替换为上采样层来恢复特征图的尺寸，从而可以输入任意大小的图像并进行端到端的训练。FCN 的结构主要分为两部分：全卷积部分和反卷积部分，其中全卷积部分主要用于提取特征，可采用一些经典的骨干网络，如 AlexNet、GoogLeNet、VGG 和 ResNet 等。全卷积部分的卷积和池化操作会使得特征图的尺寸逐渐变小，为得到与原图像相同大小的分割结果，需要对最后一个卷积层得到的特征图进行反卷积上采样操作，这部分工作由反卷积部分完成。图像中的每个像素最终都会被赋予一个类别标签，从而实现图像的分割。虽然 FCN 开创了使用深度学习进行图像分割的先河，但它未充分考虑像素之间的关系，对图像细节的分割效果不够理想。

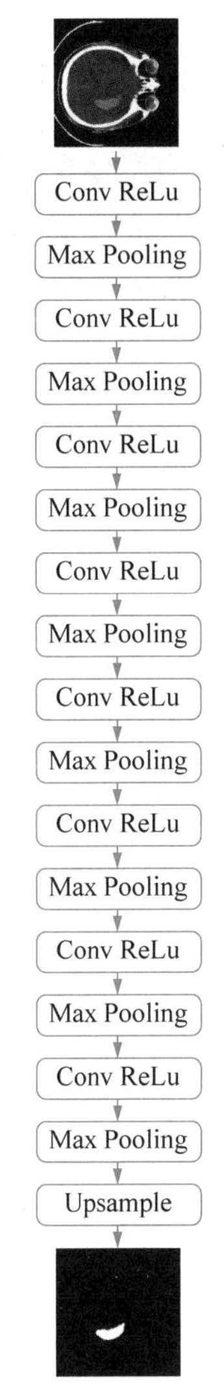

图 6.3 FCN 的网络结构

2. U-Net

U-Net 是 2015 年推出的一个面向生物医学影像分割的全卷积网络[2]，其网络结构在 FCN 基础上得到了进一步的改进，如图 6.4 所示。可以看出，U-Net 是一个拥有编码器-解码器结构的 U 形网络，其中编码器本质上是一个卷积网络，通过堆叠卷积操作来提取图像特征，通过池化来缩减特征图。解码器通过上采样和卷积操作使得输出逐渐恢复到与输入相同的尺寸。U-Net 的编码器一共进行 4 次下采样来获取高级语义特征，解码器同样进行 4 次上采样来恢复图像。编码器和解码器之间进行跳跃连接，其目的是将浅层的高分辨率特征和深层的低分辨率特征进行融合。需要指出的是，U-Net 在数据量较小的数据集上也能够获得较好的学习效果，这一特点对于医学影像分割尤为重要。由于 U-Net 具备简洁清晰的网络结构和出众的分类性能，其逐渐成为图像分割领域的经典网络之一，并对医学影像的分割产生了深远影响。目前，基于 U-Net 结构的许多变体相继被提出，例如 UNet＋＋[3]、Attention UNet[4] 和 3D U-Net[5]等，但它们始终建立在编码器-解码器的基础框架之上，只不过融入了新的模块或对网络部分架构进行了改进。

3. DeepLab

DeepLab 系列是谷歌团队于 2015 年提出的语义分割网络，其最重要的创新包括空洞卷积（Atrous Convolution）、全连接的条件随机场（Conditional Random Field，CRF）和空洞空间金字塔池化（Atrous Spatial Pyramid Pooling，ASPP）。DeepLab 系列网络包括 DeepLab v1[6]、DeepLab v2[7]、DeepLab v3[8]和 DeepLab v3＋[9]四个版本。DeepLab v1 利用空洞卷积来提高网络视野，同时保持特征图的分辨率不发生变化；此外，使用 CRF 对图像分割结果进行后处理，提高了分割精度。与 DeepLab v1 相比，DeepLab v2 的主要不同之处在于 ASPP，它的出现解决了不同尺度上的 ROI 分割问题，增强了网络在多尺度下多类别分割的鲁棒性，其基础网络也由 VGG 更改为 ResNet。DeepLab v3 在 DeepLab v2 之上采用级联或并行空洞卷积的模块，改进了 ASPP 的结构，并放弃使用 CRF。DeepLab v3＋的网络结构如图 6.5 所示，编码器主要包括骨干网络（可以使用 ResNet 等网

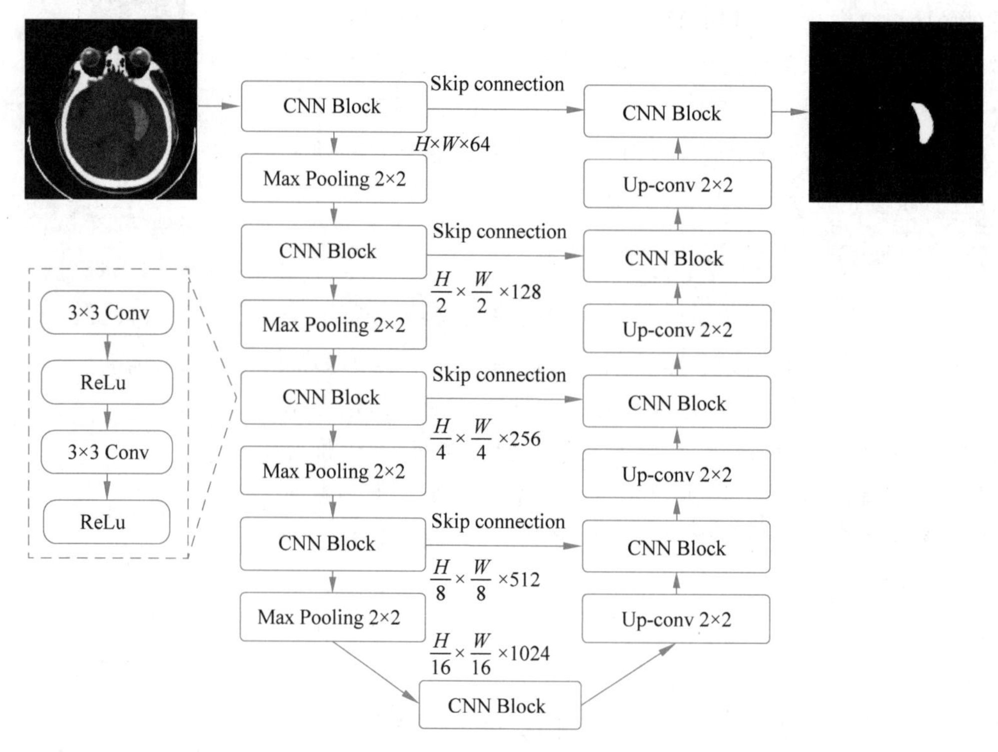

图 6.4 U-Net 的网络结构

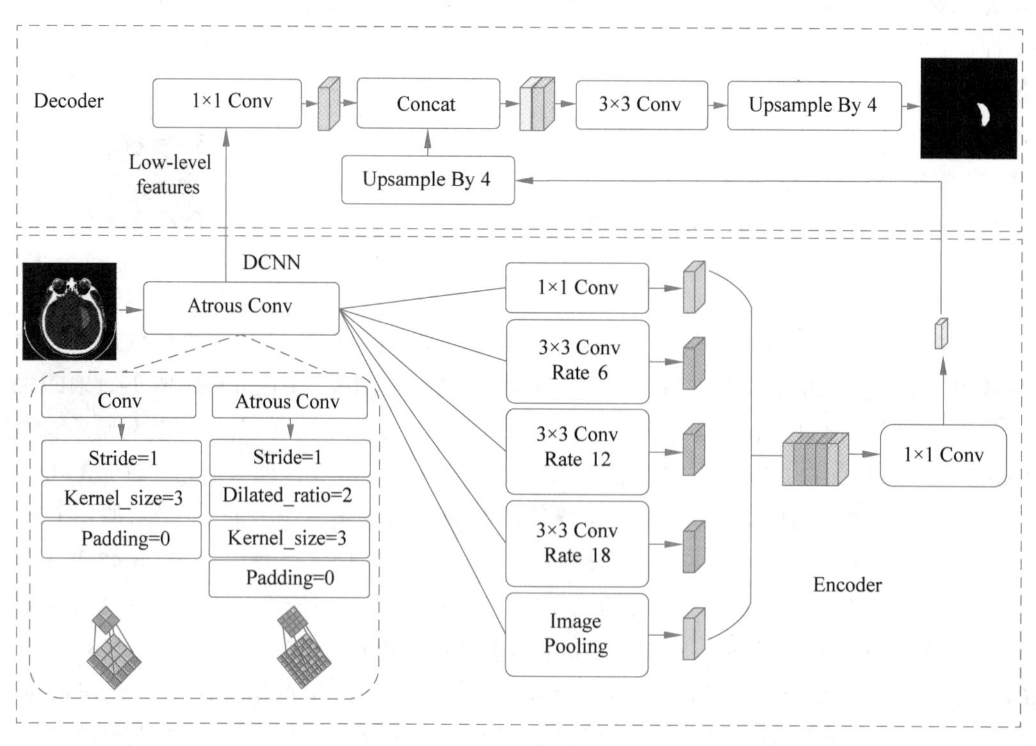

图 6.5 DeepLab v3+的网络结构

络)和 ASPP 两部分,解码器则是接收骨干网络中间层的低级特征图和 ASPP 模块的输出作为输入。DeepLab v3+进一步扩展 DeepLab v3,通过增加一个简单的解码器模块来改善分割效果。

4. TransUNet

2021 年提出的 TransUNet 是第一个将 Transformer 应用于医学影像分割的网络,被视作医学影像分割的一个强大替代方案,其网络结构如图 6.6 所示[13]。TransUNet 在原有 U-Net 分支上加入 Transformer 分支,同时具备 Transformer 和 U-Net 两者的优点。众所周知,CNN 可以较好地提取图像中的局部特征,但对于全局建模的能力有限。2017 年,谷歌公司提出了 NLP 领域具有里程碑意义的网络 Transformer[12],其摒弃了卷积、池化和递归等传统操作,构建了一个完全基于自注意力机制的神经网络架构。Transformer 所使用的自注意力机制能够有效捕捉全局信息,通过多头注意力可以将其映射到多个空间,增强模型的表达能力。然而,Transformer 对局部细节的处理能力有限。因此,为了解决 Transformer 带来的特征分辨率损失问题,研究者在现阶段主要利用 CNN-Transformer 的混合结构作为编码器。Transformer 将来自 CNN 的高分辨特征编码为提取全局上下文的输入序列,解码器对编码的特征进行上采样,然后将其与高分辨率的 CNN 特征图组合,从而实现精确的图像分割。大量实验结果均验证了 TransUNet 在医学影像分割方面的有效性[13]。需要指出的是,TransUNet 的训练通常需要较大规

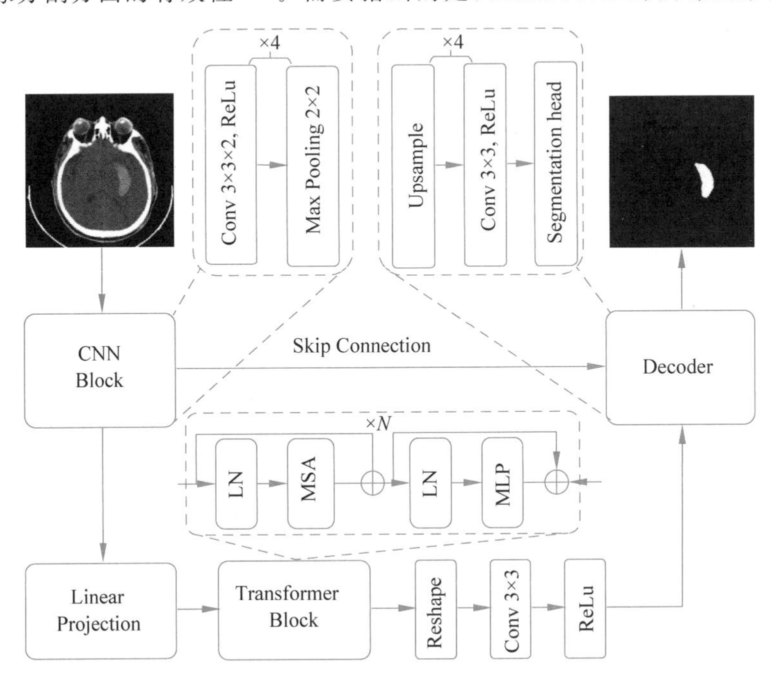

图 6.6 TransUNet 的网络结构

模的数据集作为支撑，而大规模医学影像分割数据集的构建十分困难，这也在一定程度上限制了其在医学影像分割中的广泛应用。

5. SwinUNet

Swin Transformer 是 2021 年由微软亚洲研究院提出的[19]，主要特点是通过将自注意力计算限制为不重叠的局部窗口，并允许跨窗口连接移动，从而提高计算效率。此外，分层体系结构具有在各种尺度上建模的灵活性，并且相对于图像大小具有线性计算复杂度，可移植性较强，在各类视觉任务中均展现出优异的性能。SwinUNet 将 U-Net 中的卷积块替换成 Swin Transformer 块[14]，其网络结构如图 6.7 所示。SwinUNet 主要由

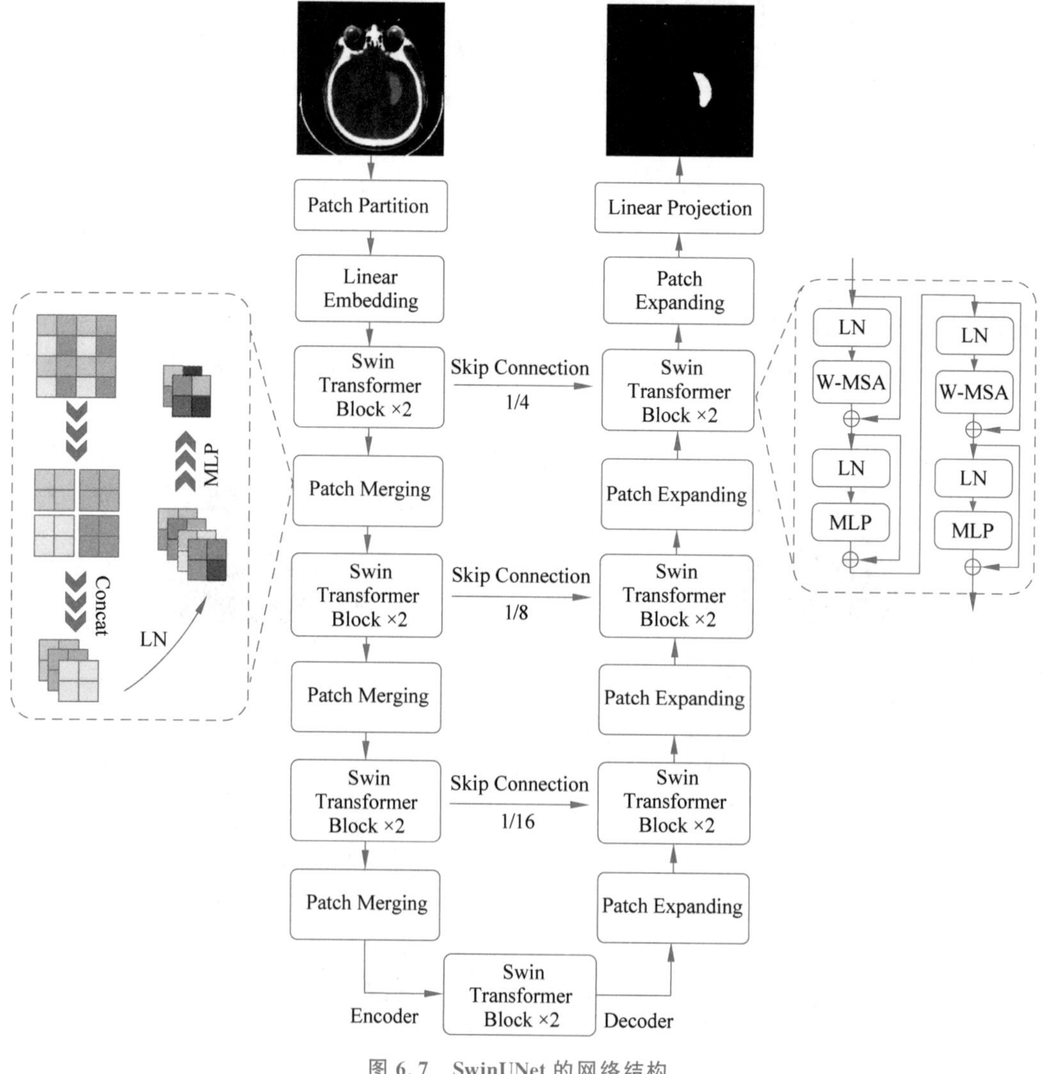

图 6.7 SwinUNet 的网络结构

编码器、瓶颈、解码器和跳跃连接组成。SwinUNet 的基本单元是 Swin Transformer 块，其提取的上下文特征通过跳跃连接与编码器的多尺度特征相融合，以弥补降采样造成的空间信息损失。由于 Transformer 过深导致难以收敛，所以只能连续使用两个 Swin Transformer 块来构造网络的瓶颈层。SwinUNet 是 Swin Transformer 和 U-Net 强强联合后的产物，作为一个纯 Transformer 结构的语义分割网络，可以充分发挥 Transformer 强大的全局建模能力，取得了良好的分割性能。

6.3 临床选题

在临床工作中，如果需要根据医学影像对解剖结构进行精准测量，以此评估疾病所带来的形态学改变，或者利用影像组学的方法对 ROI 的功能和预后进行评估，都需要用到图像分割技术。完全依靠临床医生的手动分割，虽然精度较高，但工作量较大。如果能够实现 ROI 的自动分割，可以帮助临床医生实现快速精准的区域定位，减轻工作负担，提高工作效率。例如，针对头颅 CT 影像中出血区域进行精准分割，可以自动精准地测量出血体积，测量精度和速度均远优于临床使用的“多田法”。此外，医学影像的分割通常与分类联合使用。例如，若要判断超声影像中甲状腺结节的良恶性，需要首先对甲状腺结节进行分割，再利用分类网络对其良恶性进行判断，这样做的目的是排除影像中无关区域对于分类的干扰，提高分类的准确性和可靠性。一旦提出有价值的临床问题，就可以根据临床知识和相关文献设计合理的实验方案，经过相关单位伦理委员会的审查后，方可开始医学影像数据集的构建工作。

6.4 医学影像数据集的构建

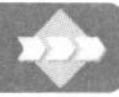

6.4.1 医学影像数据的收集

开发一个稳健和鲁棒的深度学习模型需要大规模的数据集，其具体内容在 4.5.1 节已经进行了论述。医学影像分割的难度较大，在数据收集过程中需要再次强调以下三个问题：

1. 覆盖丰富的人群特征

在医学影像收集过程中，根据分割任务的目标制定合理的纳入和排除标准，但应尽量保证数据要覆盖不同年龄、不同性别以及同一部位的不同病变类型等。

2. 丰富医学影像数据的来源

不同医学中心、设备厂商、扫描参数以及扫描条件对医学影像的亮度和对比度等影响较大。因此,应尽可能收集不同中心的数据,有利于提高模型的泛化能力。

3. 严格的医学影像质控

受设备质量、重建算法、技师操作水平以及患者配合程度的影响,所采集的医学影像信噪比可能产生较大差异,甚至存在局部伪影。因此,对医学影像进行严格的质量控制可以有效提高数据集的质量。

6.4.2 医学影像数据的标注

医学影像分割的标注需要根据具体的临床任务确定 ROI 的边界。如果临床诊断需要对 ROI 进行几何特征测量,则需精准确定 ROI 的边界。如果医学影像中的 ROI 边界模糊难以确定,此时可适当向内收缩分割范围。医学影像分割的标注通常需要临床医生手动勾画出 ROI 边界作为 GT 标签。要获得高质量的分割标注,需要借助于专业的标注软件。目前,常用的标注软件包括 ITK-SNAP、3D Slicer 和 Labelme 等,其中前两款主要应用于三维影像的分割,后者更多应用于二维影像的分割。

1. ITK-SNAP

ITK-SNAP 是一款用于三维医学影像分割的开源和跨平台应用程序,由宾夕法尼亚大学和犹他大学合作开发。ITK-SNAP 初始化界面中的三幅影像分别表示横断面、矢状面和冠状面截图。当直接观察影像时,各个组织的对比度可能不明显,此时可以通过调整窗宽和窗位来凸显组织之间的差异。利用 ITK-SNAP 也可以直接标注单幅医学影像,如图 6.8 所示,具体步骤为:

(1) 单击 File 菜单下的 Open Main Image,选择所需标注的医学影像,并在 File Format 中选择相应的文件格式;

(2) 单击 Segmentation 菜单下的 Label Editor,设置图层的颜色和名称;

(3) 在左侧的 Main Toolbar 工具栏中选择 Polygon Mode 对 ROI 的边缘进行手动标注;

(4) 勾画完成后,单击 File 菜单下的 Save Image 保存标签文件,可在界面上的 File Format 中选择文件格式。

2. 3D Slicer

3D Slicer 是一款开源、免费、可扩展的医学影像处理和可视化的应用平台,专注于影像医学和生物医学领域,可在 Windows、Linux 和 macOS 等多种操作系统中使用。3D Slicer 兼容的图像格式包括 DICOM、nii、nii. gz、nrrd 和 img 等。此外,3D Slicer 也可以处理 JPG、BMP、TIFF 和 PNG 等格式的图像,但处理效果远不如 DICOM 格式。

3D Slicer 支持手动分割,但耗时较长,效率较低。3D Slicer 中的 Segment editor 模

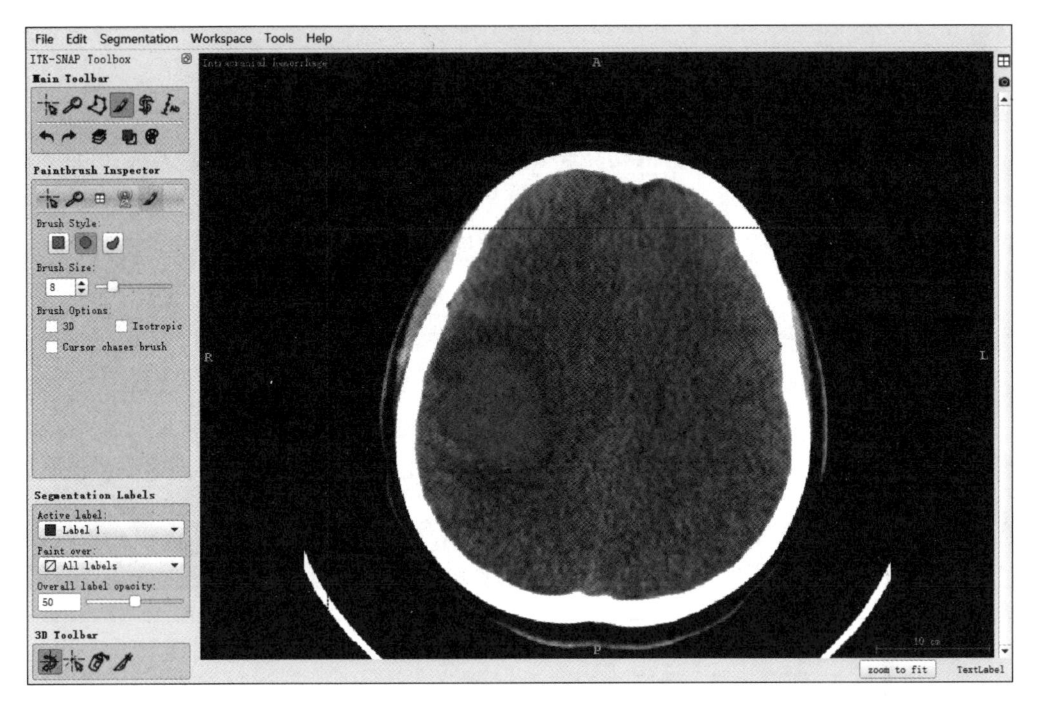

图 6.8 ITK-SNAP 标注界面

块提供了多种自动分割方法。在标注过程中，3D Slicer 可以将影像分割的结果按不同区域储存，并可分别定义名称、第一显示颜色和存储 DICOM 编码条目等基本属性。根据实际的分割任务，每个区域可采用不同的标注模式，如表 6.1 所示，包括二进制标注(指定每个像素在区域内还是区域外)、封闭曲面标注(表面网格定义边界区域)、部分标注(只对局部区域进行标注)、平面轮廓标注(每个切面内进行轮廓标注)。读者应充分了解各种标注模式的优缺点，根据实际工作需求选择合适的标注模式。

表 6.1 3D Slicer 标注模式的优缺点

	二进制标注	封闭曲面标注	部分标注	平面轮廓标注
优点	方便查看并编辑二维平面	可实现简易三维可视化	可长期有效地进行二维平面查看和编辑，准确率高	可精准对二维平面进行查看和编辑
缺点	需占用大量内存且准确性不高	编辑难度大，尤其是非线性变换后	需要大量内存	能实现三维可视化，但三维画质模糊

3D Slicer 标注界面如图 6.9 所示，其标注步骤为：

(1) 单击 File 菜单，选择 Add Data 导入所要分割的医学影像文件；

(2) 在 Modules 中选择 Segment this 来操作目前需要分割的视图，单击 Add 按钮增加图层；

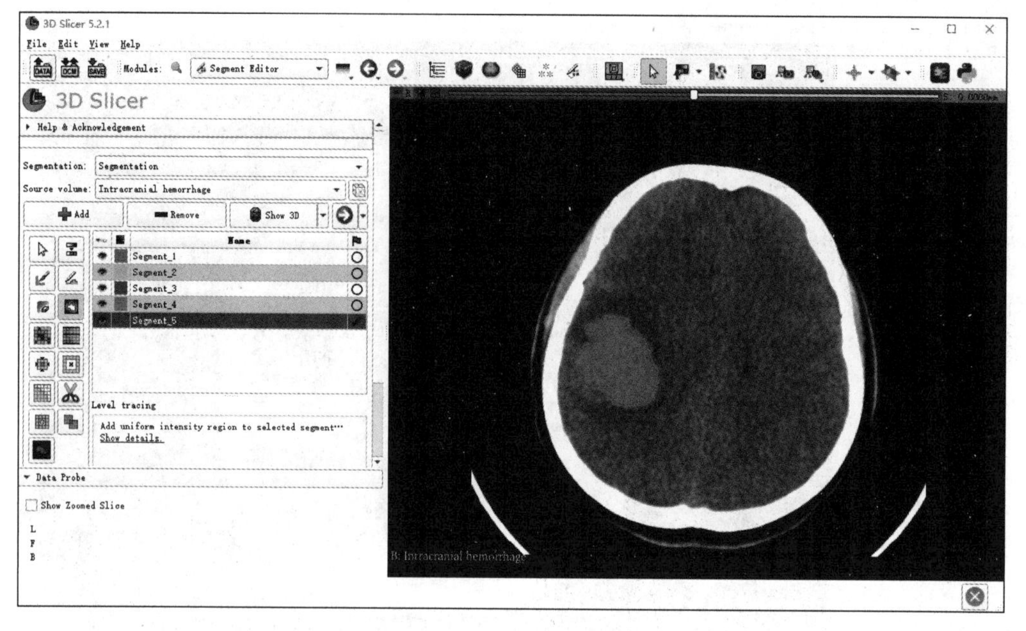

图 6.9　3D Slicer 标注界面

(3) 在左侧工具栏中可以选择 Paint、Draw 或 Level tracing 等工具标注 ROI 的边缘，对于因操作不当造成的瑕疵，可借助 Erase 工具进行擦除；

(4) 标注完成后，选择 File 菜单下的 Save Data 保存标签文件。

3. Labelme

Labelme 是一款基于 Python 的免费、开源的图像标注软件，由 MIT(Massachusetts Institute of Technology，麻省理工学院)的计算机科学与人工智能实验室研发，其标注界面如图 6.10 所示。利用 Labelme 标注的基本步骤为：

(1) 选择 File 菜单下的 Open 读入待标注影像(无法读入 DICOM 格式的影像)；

(2) 选择 Edit 菜单中的 Create Polygons 对待分割的 ROI 边缘进行点到线的标注，标注完成后在右侧 Polygon labels 窗口栏里会自动生成图层文件；

(3) 选择 File 菜单下的 Save 保存标签文件，文件扩展名为 json。

医学影像分割的标注内容不但包括类别信息，而且需给出每种类别 ROI 的精确边界，其标注工作量远超医学影像分类和目标检测，极大限制了医学影像分割数据集的构建规模。为了解决这一不足，人在环路的辅助标注方法在医学影像分割领域也逐渐得以应用，可以显著降低手动标注的工作量。这种方法需要临床医生首先标注少量的医学影像作为“种子”数据集，在“种子”数据集上训练一个初步的模型，利用该模型对新的医学影像进行预测得到“伪标签”，临床医生对“伪标签”进行修正之后可作为 GT 标签，并加入到“种子”数据集，对模型进行更新，如此往复迭代。随着迭代次数的不断增多，模型的

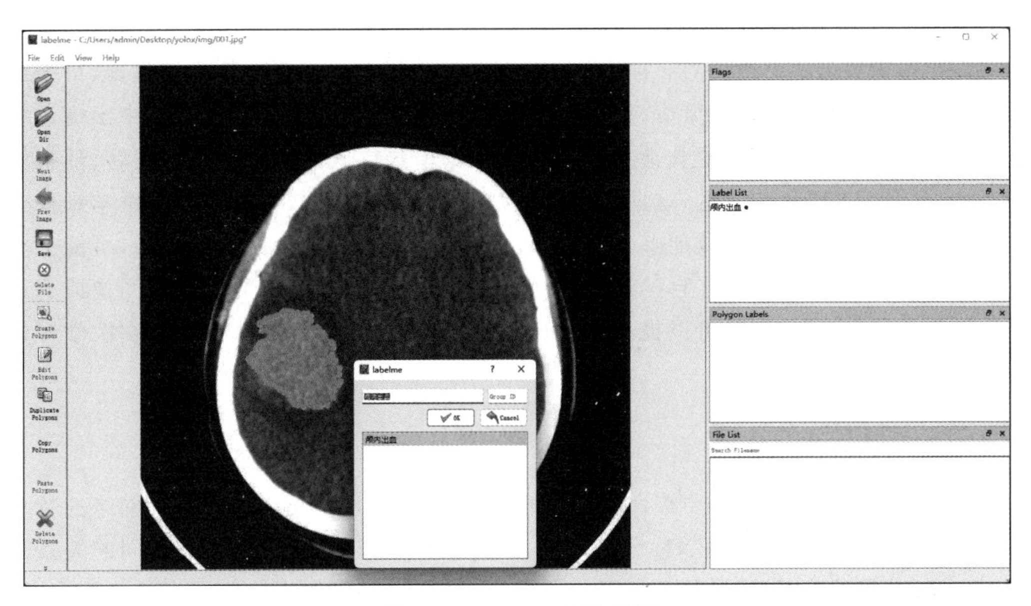

图 6.10 Labelme 标注界面

预测精度也会不断提高，临床医生修正的工作量逐渐减少。需要注意的是，人在环路的辅助标注方法仅仅适用于训练集和验证集，各种测试集的标注仍需临床医生手动完成。值得一提的是，Greenwald 利用人在环路的辅助标注方法构建了一个名为 TissueNet 的大规模组织影像数据集，其中包括超过 100 万个全细胞（含细胞核）边界的精准标注，详细内容可阅读文献[20]。

6.5 网络的训练和测试

6.5.1 数据集的划分

基于深度学习的医学影像分割数据集依然划分为训练集、验证集和测试集，其中测试集又分为内部测试集、多中心测试集和前瞻性测试集。医学影像分割数据集的划分规则可参考 4.6.1 节。训练集用于模型的学习和训练，实现模型权重的更新，验证集用来调整网络的超参数，测试集用来评价模型的分割性能、泛化能力以及临床应用前景。

6.5.2 数据集的预处理

在构建深度分割模型之前需要对数据集进行充分了解，包括成像设备、患者年龄、组织和病变等基本信息。此外，对数据集的维度、稀疏性和分辨率等特性也要有大概的认识，不同特性的数据集，其预处理方式会有所不同。针对医学影像分割任务，常用的数据预处理方法主要包括归一化和标准化，此外，图像滤波和降维等预处理方法也可能会用到。

医学影像数据集的规模对于模型的性能具有较大影响。针对小样本数据集，可采用数据增强的方式来解决样本量少、样本覆盖面不均衡的问题，避免训练过程中出现过拟合的情况，从而提升模型的泛化能力。常见的数据增强方式有平移、翻转、旋转、随机颜色、对比度改变和亮度改变等，这些都可以通过 OpenCV 库函数获得。对于医学影像分割任务而言，尺度的随机缩放能够使模型在不同的感受野中得到充分的训练，可能会获得较大的训练收益。此外，在自然图像领域，有学者通过生成相似的计算机图像或者动画来扩充训练数据集，同时可以提高模型的迁移学习能力，但目前这一技术在医学影像分割领域鲜有探索。

6.5.3 分割网络的选取

深度分割网络的选择需要综合考虑任务的复杂程度、数据集的规模以及网络的特点等因素。FCN 作为最初的 CNN 分割网络，其对图像细节不够敏感，对像素间的关系欠考虑，分割结果不够精细，目前已经很少使用，大多数时候仅作为分割网络的学习参考。U-Net 的网络结构较为简洁，在数据集规模较小的情况下可以获得良好的分割性能，后续又相继提出了多种 U-Net 变体。与 U-Net 相比，DeepLab v3＋的分割性能更好，分割后的 ROI 边界更光滑，但网络结构相对复杂，对医学影像分割的适用性不强。在 Transformer 系列分割网络中，TransUNet 在 U-Net 基础上加入 Transformer 分支，SwinUNet 在 U-Net 基础上将卷积模块替换成 Swin Transformer 模块，其主要目的都是有效利用 Transformer 的优势，虽然极大提高了分割准确度，但也带来了高昂的计算开销。总的来讲，在医学影像数据集规模相对较小的情况下，可以考虑选择 U-Net 的变体，例如 UNet＋＋、Attention Unet 和 3D U-Net 等。对于较大规模的医学影像数据集，可以考虑选择 Transformer 系列较为复杂的分割网络。需要指出的是，对于 CT、MRI 等三维医学影像，其分割模式有两种：一种是忽略切片之间的相关性，利用二维分割网络直接对每层切片分别进行分割；另一种是利用三维分割网络(例如 3D U-Net)进行整体分割，但究竟哪种模式的分割性能更优，还有待更多的实验进行验证。

6.5.4 损失函数和优化方式

损失函数主要用于评估模型的预测值和真实值之间的匹配程度，对模型分割性能的影响较大。深度分割网络中的损失函数一般采用期望风险最小化的形式

$$\text{Loss}=E(A,B) \tag{6.1}$$

式中，A 代表标注的 ROI，B 代表模型分割的 ROI。总体而言，深度分割网络所使用的损失函数可以分为基于分布的损失函数、基于区域的损失函数和基于边界的损失函数。

1. 基于分布的损失函数

基于分布的损失函数以交叉熵为主，其对给定随机变量或事件集的两个概率分布之

间的差异进行度量，在分类任务中应用较为广泛。由于语义分割任务可以看作像素级的分类任务，因此，分割网络也会时常用到。基于交叉熵的损失函数已经衍生出一系列改进版本，例如，加权交叉熵损失函数[21]、平衡交叉熵损失函数[21]以及更关注分类困难样本的 Focal Loss[22]等。由于此类损失函数包含额外的参数，在一定程度上增加了模型调参的难度。

2. 基于区域的损失函数

戴斯损失函数(Dice Loss)是基于区域的损失函数中运用较为广泛的一种[23]，但在小目标的预测过程中，部分像素的预测错误将会导致戴斯损失函数值的剧烈振荡。当存在多个类别 ROI 需要分割时，通常对每类 ROI 分别计算戴斯损失函数值再进行加权求和，但在类别极不均衡的情况下，网络训练过程也会出现不稳定的情况。除此之外，类似的损失函数还有 Jaccard 系数[23]和 Tversky Loss[24]，前者是 A 与 B 交集与并集的比值，后者是 Dice 系数、Jaccard 系数的一种广义系数。

3. 基于边界的损失函数

形状感知损失(Shape-aware Loss)是一种基于边界的损失函数，它可以计算 A 边界到 B 边界的欧氏距离，并将其作为交叉熵损失函数的系数[25]。需要指出的是，豪斯多夫距离(Hausdorff Distance，HD)虽然也可用于度量边界之间的距离，但由于其具有非凸性，并未广泛用作损失函数。

深度分割网络和分类、目标检测网络在优化方式上比较类似，Adam 和 SGD 仍是使用相对较多的两种优化方式。PyTorch 框架中的 optim 模块提供了多种优化方式，读者可以根据实际情况选择调用。

6.5.5 网络超参数的调整

网络各类超参数的具体含义可参考 4.6.5 节内容。在众多超参数中，学习率一般认为是最重要的超参数，选择一个好的学习率不仅可以加快模型的收敛速度，减少迭代次数，而且可以避免模型陷入局部最优解。损失函数的选择也会对模型的性能产生直接影响。例如，通常会将多种损失函数结合起来构建一个复合损失函数，但需要为每个损失函数确定合理的权重，如果权重分配不当，则会导致训练过程振荡剧烈或者不收敛。批量大小(batch size)决定了梯度下降的方向，过小的 batch size 可能会因样本之间差异过大而使网络难以收敛，而过大的 batch size 可能使得梯度方向过于稳定而陷入局部最优解。此外，若所使用的深度网络有对应的预训练权重，则通过加载预训练权重有助于加快网络的收敛速度。

6.6 分割性能的评价

6.6.1 基于指标体系的性能评价

针对图像分割性能的评价，部分研究将分割问题看作图像像素级的分类问题，其中ROI中的像素为一类，背景区域中的像素为另一类，这使得针对图像分割的评价转换为图像分类的评价。除此之外，图像分割领域常用的评价指标还包括戴斯相似系数(Dice Similarity Coefficient，DSC)、IoU和HD等。

1. DSC

DSC主要用于度量两个集合的相似度，其表达式为

$$\mathrm{DSC}=\frac{2\mid A\cap B\mid}{\mid A\mid+\mid B\mid} \tag{6.2}$$

式中，A代表标注的ROI，B代表模型预测的ROI。DSC的取值是0～1。模型预测的ROI边界越准确，DSC值越高。

2. IoU

IoU也是图像分割领域最常用的评价指标之一，其含义和计算方法在5.6.1节中已经进行了介绍。DSC侧重于评价模型的总体分割性能，而IoU倾向于衡量最坏的表现。在一定范围内，两者具有相似性并可以相互换算，如下所示：

$$\mathrm{IoU}=\frac{\mathrm{DSC}}{2-\mathrm{DSC}} \tag{6.3}$$

3. HD

HD代表一个集合到另一个集合最短距离的最大值，它通过衡量两个子集之间的距离来反映图像分割的准确性，其表达式为

$$H(A,B)=\max(h(A,B),h(B,A)) \tag{6.4}$$

$$h(A,B)=\max_{p\in A}\{\min_{q\in B}\parallel p-q\parallel\},\quad h(B,A)=\max_{q\in B}\{\min_{p\in A}\parallel q-p\parallel\} \tag{6.5}$$

式中，p属于$\boldsymbol{A}$中的像素，q属于$\boldsymbol{B}$中的像素。HD对ROI的边界位置更为敏感，HD越小，表明$\boldsymbol{A}$与$\boldsymbol{B}$的边界重复度越高，反之越低。

6.6.2 基于实际应用的性能评价

随着深度学习在医学影像分割领域的深入应用，虽然在分割性能指标上取得了令人鼓舞的结果，但影像分割并不是最终目的，分割后的ROI通常会有一系列应用。因此，实际应用性能也可以在一定程度上评价分割性能。例如，对于二维超声心动图中左心室的

分割,临床医生更关心分割后的结果能否准确地计算出射血分数、心室厚度等临床指标。值得注意的是,分割评价指标的高低与临床应用的优劣之间并不一定会呈现正相关,分割误差究竟在多大程度上影响临床诊断性能还没有明确结论。分割结果是否可以接受,最终的决定权仍然在临床医生那里[26]。

许多针对分割模型的评分系统逐渐被提出,最常见的方法是将模型分割效果分为三类[27]:接受/符合方案;小偏差;大偏差。在临床实践过程中,分割评分系统一般由专家组共同确立。此外,另一种评价方式是由用户辨别分割的来源是人工分割还是自动分割,从而反映模型的分割效果。目前,越来越多的研究致力于建立分割误差与临床接受度之间的联系,这已成为医学影像分割性能评价的一个重要发展方向。

6.7 本章小结

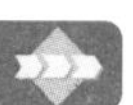

本章主要探讨基于深度学习的医学影像分割问题,阐述医学影像分割的基本概念和内涵,简要介绍 FCN、U-Net、DeepLab、TransUNet 和 SwinUNet 五个主流的深度分割网络,给出 ITK-SNAP、3D Slicer 和 Labelme 三个标注软件的使用方法。在此基础上进一步论述基于深度学习的医学影像分割任务的各个环节,包括临床选题、医学影像数据集的构建、网络的训练和测试以及分割性能的评价。总的来讲,与医学影像分类和目标检测相比,医学影像分割是一个更为基础性的工作,在临床诊断中有着更为广泛的应用,但其实现难度也是最大的。深度学习在解决医学影像分割方面展现出巨大优势,但也面临着一系列困难和挑战,尤其是高质量数据的缺乏和庞大的标注工作量。未来针对这些问题的研究必将持续进行,深度学习在医学影像分割领域必将取得令人瞩目的成果。

参考文献

[1] Long J, Shelhamer E, Darrell T. Fully convolutional networks for semantic segmentation[C]. Proceedings of the IEEE Conference on Computer Vision and Pattern Recognition, Boston, USA, 2015, 1411-4038.

[2] Ronneberger O, Fischer P, Brox P, et al. U-net: Convolutional networks for biomedical image segmentation[C]. Proceedings of the International Conference on Medical Image Computing and Computer Assisted Intervention Society, Munich, Germany, 2015.

[3] Zhou Z W, Siddiquee M M R, Tajbakhsh N, et al. UNet++: A nested U-Net architecture for medical image segmentation[C]. Proceedings of the International Conerence on Deep Learning in Medical Image Analysis, Granada, Spain, 2018.

[4] Oktay O, Schlemper J, Folgoc L L, et al. Attention UNet: Learning where to look for the pancreas[C]. Proceedings of the International Conference on Medical Imaging with Deep Learning, Amsterdam, The Netherlands, 2018.

[5] Çiçek Ö, Abdulkadir A, Lienkamp S S, et al. 3D U-Net: Learning dense volumetric segmentation from sparse annotation[C]. Proceedings of the International Conference on Medical Image

Computing and Computer Assisted Intervention Society, Istanbul, Turkey, 2016.
[6] Chen L-C, Papandreou G, Kokkinos I, et al. Semantic image segmentation with deep convolutional nets and fully connected CRFs[C]. Proceedings of the International Conference on Learning Representations, San Diego, USA, 2015.
[7] Chen L-C, Papandreou G, Kokkinos I, et al. DeepLab: Semantic image segmentation with deep convolutional nets, atrous convolution, and fully connected CRFs[C]. Proceedings of the International Conference on Learning Representations, San Diego, USA, 2017.
[8] Chen L-C, Papandreou G, Florian Schroff, et al. Rethinking atrous convolution for semantic image segmentation[C]. Proceedings of the IEEE Conference on Computer Vision and Pattern Recognition, Honolulu, USA, 2017.
[9] Chen L-C, Zhu Y K, Papandreou G, et al. Encoder-decoder with atrous separable convolution for semantic image segmentation[C]. Proceedings of the European Conference on Computer Vision, Munich, Germany, 2018.
[10] Lin G, Milan A, Shen C, et al. RefineNet: Multi-path refinement networks for high-resolution semantic segmentation[J]. arXiv: 1611.06612, 2016.
[11] Zhao H S, Shi J P, Qi X, et al. Pyramid scene parsing network[J]. arXiv: 1612.01105, 2017.
[12] Vaswani A, Shazeer N, Parmar N, et al. Attention is all you need[C]. Proceedings of the International Conference on Neural Information Processing Systems, Long Beach, USA, 2017.
[13] Chen J N, Lu Y Y, Yu Q H, et al. TransUNet: Transformers make strong encoders for medical image segmentation[J]. arXiv: 2102.04306, 2021.
[14] Cao H, Wang Y Y, Chen J, et al. Swin-Unet: Unet-like pure transformer for medical image segmentation[J]. arXiv: 2105.05537, 2021.
[15] Ke L, Danelljan M, Li X, et al. Mask transfiner for high-quality instance segmentation[J]. arXiv: 2111.13673, 2021.
[16] Visin F, Romero A, Cho K, et al. ReSeg: A recurrent neural network-based model for semantic segmentation[C]. Proceedings of the IEEE International Conference on Computer Vision and Pattern Recognition Workshops, Las Vegas, USA, 2016.
[17] Chen L-C, Hermans A, Papandreou G, et al. MaskLab: Instance segmentation by refining object detection with semantic and direction features[C]. Proceedings of the IEEE International Conference on Computer Vision and Pattern Recognition, Salt Lake City, USA, 2018.
[18] Huang H M, Lin L F, Tong R F, et al. UNet 3+: A full-scale connected UNet for medical image segmentation[J]. arXiv: 2004.08790, 2020.
[19] Liu Z, Lin Y T, Cao Y, et al. Swin transformer: Hierarchical vision transformer using shifted windows[J]. arXiv: 2103.14030, 2021.
[20] Greenwald N F, Miller G, Moen E, et al. Whole-cell segmentation of tissue images with human-level performance using large-scale data annotation and deep learning[J]. Nature Biotechnology, 2022, 40: 555-565.
[21] Wang Y S, Ma X J, Chen Z Y, et al. Symmetric cross entropy for robust learning with noisy labels[J]. arXiv: 1908.06112, 2019.
[22] Lin T-Y, Goyal P, Girshick R, et al. Focal loss for dense object detection[J]. arXiv: 1708.02002, 2018.
[23] Bertels J, Eelbode T, Berman M, et al. Optimizing the Dice score and jaccard index for medical image segmentation: theory & practice[J]. arXiv: 1911.01685, 2019.

[24] Salehi S S M, Erdogmus D, Gholipour A. Tversky loss function for image segmentation using 3D fully convolutional deep networks[J]. arXiv: 1706.05721, 2017.
[25] Li S, Zhang C Y, He X. Shape-aware semi-supervised 3D semantic segmentation for medical images[J]. arXiv: 2007.10732, 2020.
[26] Sherer M V, Lin D, Elguindi S, et al. Metrics to evaluate the performance of auto-segmentation for radiation treatment planning: a critical review[J]. Radiotherapy and Oncology, 2021, 160(7): 185-191.
[27] Rhee D J, Jhingran A, Rigaud B, et al. Automatic contouring system for cervical cancer using convolutional neural networks[J]. Medical Physics, 2020, 47(11): 5649-5658.

第7章 医学影像公开数据集

视频

7.1 引言 

目前,深度学习的实现主要依靠大规模数据的驱动,在医学影像深度学习研究领域,对医学影像的数量和质量均有较高的要求。一方面,需要针对特定的任务去收集医学影像,要确保数据适用于目标任务,并覆盖足够的范围来代表模型可能遇到的不同用户和场景。为了达到以上目标,通常需要到多个医学中心、不同型号成像设备上收集医学影像,以确保所训练出的深度模型具有良好的泛化性能。即便如此,目前用于开发深度模型的数据集覆盖范围仍然非常有限,极大限制了深度模型的适用性。另一方面,临床上带有标注的大规模医学影像难以获取,通常需要临床医生的手动标注,需要耗费相当多的时间和精力,标注过程极为漫长。虽然提出了一些医学影像辅助标注方法,但并没有从根本上降低工作量。对于一个特定的医学影像深度学习任务而言,绝大多数时间都会耗费在医学影像数据集的构建上,其工作量之大已经成为医学影像人工智能研究中的一个痛点。

正是意识到医学影像数据集的重要性,近些年发表在临床顶级期刊上的成果通常都会构建带有标签信息的大规模、多中心医学影像数据集。然而,医学影像的标注并非完全由临床医生手动完成的,而是依靠 NLP 从临床报告中自动提取[1-2],或者借助人在环路的方法辅助完成的[3-4],其优点是减少人力成本,可以在一定程度上缩短标注进程,但同时会引入一定的标签错误率。更为重要的是,由于医学影像数据集的构建过程极其昂贵,或者受限于相关的政策和规定,这些成果通常选择不公开所构建的医学影像数据集,这就使得感兴趣的研究人员无法复现相关的研究结果,难以继续推动相关方向的研究。

令人欣喜的是,为了促进医学影像深度学习领域的研究,越来越多的学术机构选择公开一些带有标签的医学影像数据集。例如全球最有影响力的竞赛平台 Kaggle 每年都会公开一系列带有标签信息的医学影像数据集,涉及 X 射线、CT、MR、超声以及 OCT (Optical Coherence Tomography,光学相干断层扫描)等多种模态的医学影像。带有标签的公开数据集极大地促进了相关的研究工作,尤其是对于那些刚刚跨入医学影像人工智能领域的研究人员,利用互联网上的公开数据集进行学习和研究是一个不错的选择。针对医学影像的分类、目标检测和分割三大基本任务,本章介绍部分相关的公开数据集,便于读者快速开启一个医学影像深度学习任务。

7.2 面向分类的公开数据集 

1. ChestX-ray14 数据集

ChestX-ray14 数据集包含 30805 名患者 112120 幅 PNG 格式的后前位 CXR[5],其

分辨率为 1024×1024，利用 NLP 从相关放射学报告中自动提取 14 类病变的标签（每幅影像可以有多个标签），包括肺不张、实变、浸润、气胸、水肿、肺气肿、纤维变性、积液、肺炎、胸膜增厚、心脏肥大、结节、肿块和疝气。需要注意的是，利用 NLP 提取的标签准确率约为 90%[5]。利用该数据集进行深度学习，可以实现胸部病变的自动诊断。图 7.1 给出了该数据集的样本示例。

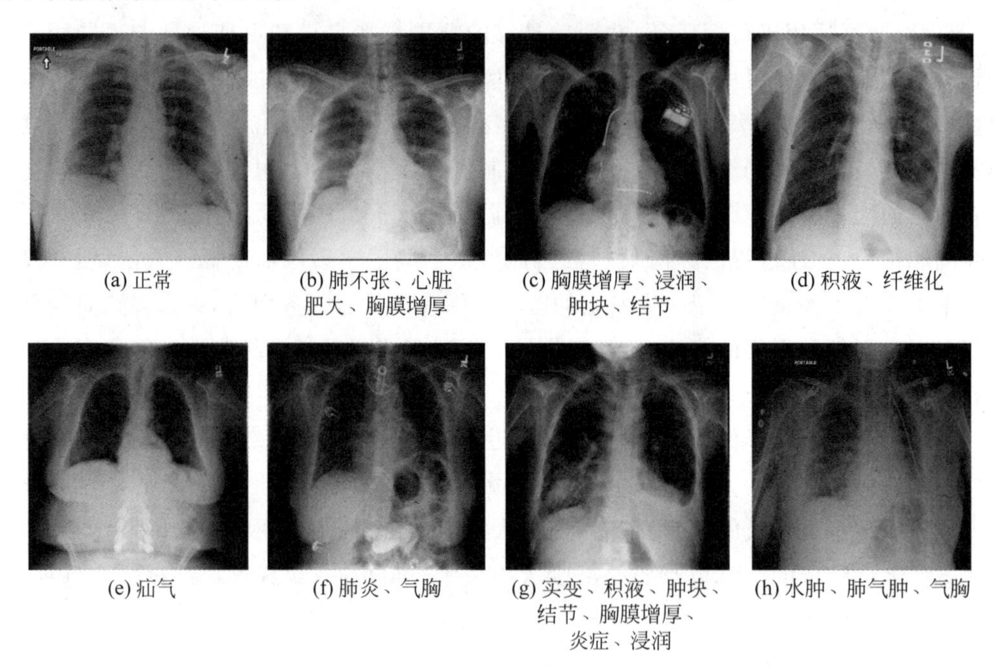

(a) 正常　(b) 肺不张、心脏肥大、胸膜增厚　(c) 胸膜增厚、浸润、肿块、结节　(d) 积液、纤维化

(e) 疝气　(f) 肺炎、气胸　(g) 实变、积液、肿块、结节、胸膜增厚、炎症、浸润　(h) 水肿、肺气肿、气胸

图 7.1　ChestX-ray14 数据集样本示例

2. MURA 数据集

吴恩达团队开源的 MURA（MUsculoskeletal Radiographs，肌肉骨骼 X 射线影像）是目前最大的 X 射线影像数据集之一[6]。该数据集中包含源自 12173 名患者的 40561 幅 X 射线影像，部位包括肩部、肱骨、手肘、前臂、手腕、手掌和手指。每个病例包含一幅或多幅影像，均由放射科医师手动标注正常或者异常。利用该数据集进行深度学习，可以辅助实现肌肉骨骼 X 射线影像中异常的自动识别，减轻放射科医生的工作量。图 7.2 给出了 MURA 数据集的样本示例。

3. COVID-QU-Ex 数据集

卡塔尔研究人员创建了一个名为 COVID-QU-Ex 的数据集[7]，该数据集共包含 33920 幅 CXR，具体包括 10701 幅正常 CXR、11956 幅新型冠状病毒感染者的 CXR 以及 11263 幅非新型冠状病毒感染者的 CXR（细菌或者普通病毒感染）。利用该数据集进行深度学习，可以辅助识别新型冠状病毒感染者。图 7.3 给出了该数据集的样本示例。

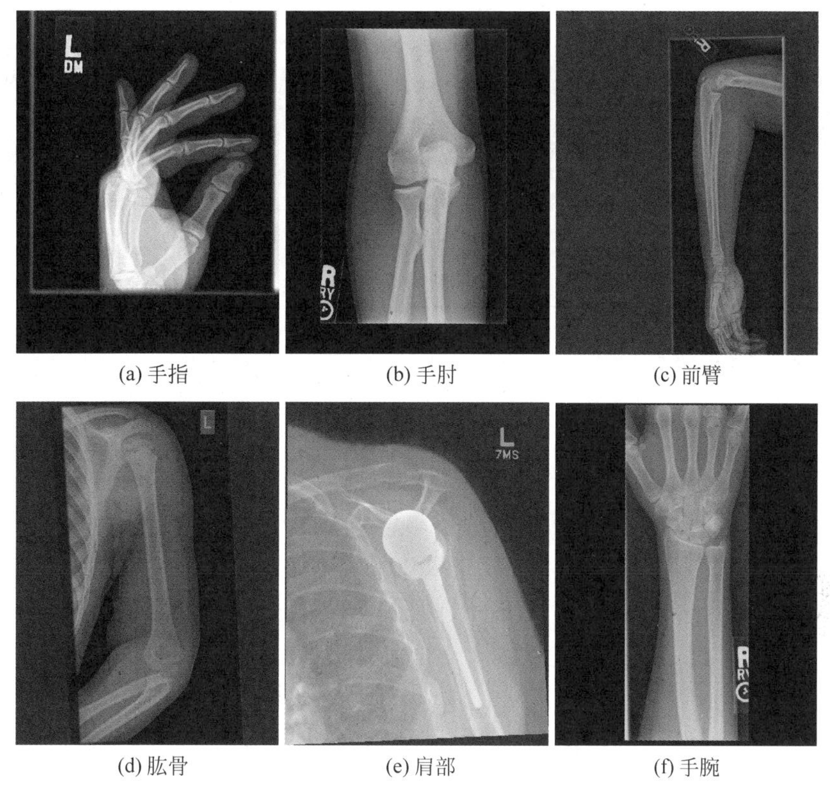

(a) 手指　(b) 手肘　(c) 前臂

(d) 肱骨　(e) 肩部　(f) 手腕

图 7.2　MURA 数据集样本示例

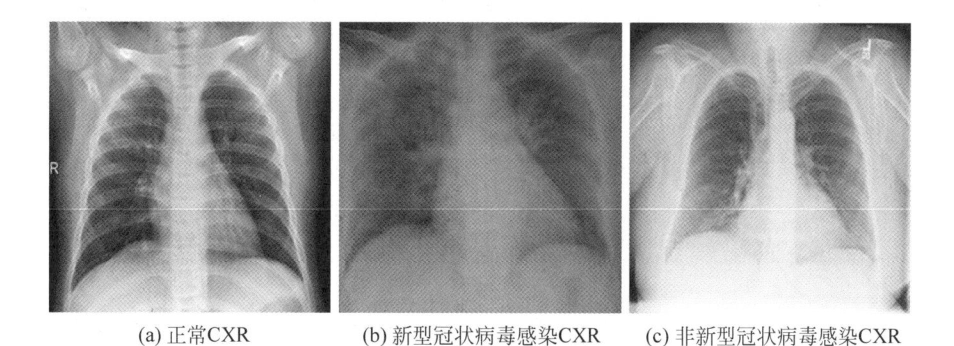

(a) 正常CXR　(b) 新型冠状病毒感染CXR　(c) 非新型冠状病毒感染CXR

图 7.3　COVID-QU-Ex 数据集样本示例

4. COVID-19 多分类 CT 数据集

该数据集是一个用于识别 COVID-19 感染的多分类 CT 影像数据集[8]。共有 210 名患者的 4173 次胸部 CT 扫描，具体分为健康患者的 758 次 CT 扫描，2168 次 COVID-19 感染的 CT 扫描，以及 1247 次其他类型感染的 CT 扫描。利用该数据集进行深度学习，可以实现新型冠状病毒感染的自动识别。图 7.4 给出了该数据集的样本示例。

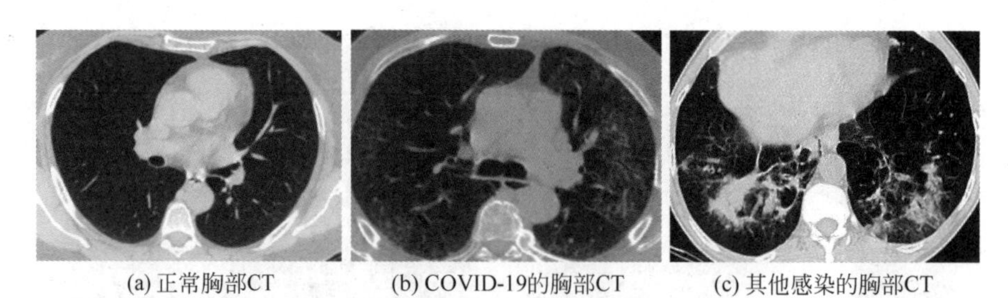

图 7.4 COVID-19 多分类 CT 数据集样本示例

5. RSNA2019 数据集

RSNA2019(Radiological Society of North America,北美放射学会)颅内出血 CT 影像数据集由斯坦福大学、圣保罗联邦大学和托马斯·杰斐逊大学三家机构联合提供,用于北美放射学会的机器学习挑战赛[9]。该数据集包含 25312 例颅内出血 CT 扫描影像(共计 874035 幅 CT 切片),由 60 名初、中级放射学志愿者对颅内出血的类型进行标注。RSNA2019 是目前国际上最大的颅内出血公开数据集,其类别标签包括脑室内出血(Intraventricular Hemorrhage,IVH)、脑实质出血(Intraparenchymal Haemorrhage,IPH)、蛛网膜下腔出血(Subarachnoid Hemorrhage,SAH)、硬膜外出血(Extradural Hemorrhage,EDH)、硬膜下出血(Subdural Hemorrhage,SDH)和无出血。利用该数据集进行深度学习,可以实现颅内不同亚型出血的自动分类。图 7.5 给出了该数据集的样本示例。

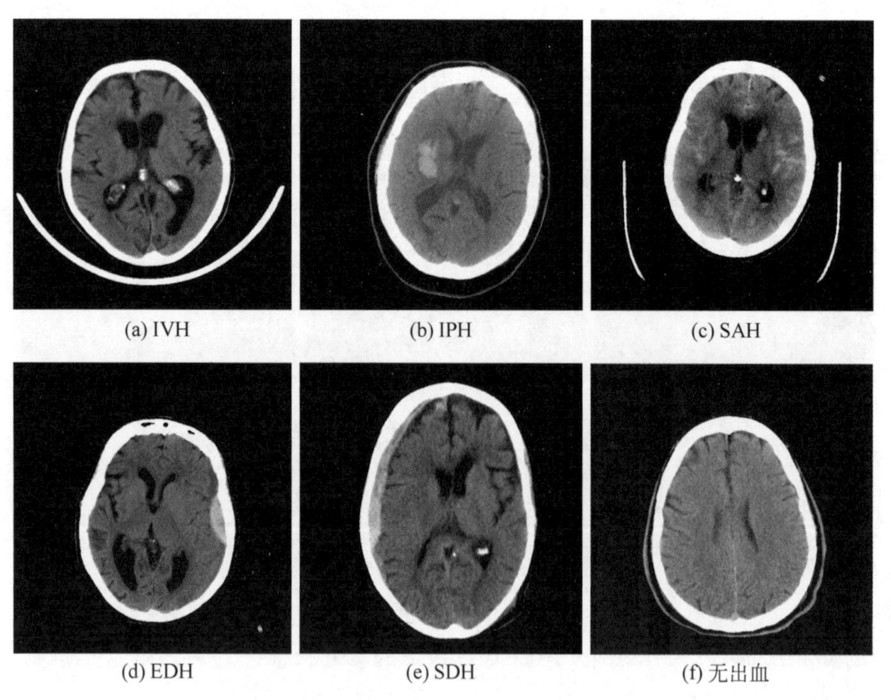

图 7.5 RSNA2019 数据集样本示例

6. 脑肿瘤 MRI 数据集

该数据集包含7022幅脑肿瘤MRI切片，一共分为4类，分别是正常、脑膜瘤、胶质瘤和垂体瘤，但该数据集中影像标签的准确性受到了使用者的质疑。需要指出的是，该数据集中的影像大小是不同的。利用该数据集进行深度学习，可以判断颅内是否存在肿瘤，同时也可以对三种类型脑肿瘤进行自动分类。图7.6给出了该数据集的样本示例。

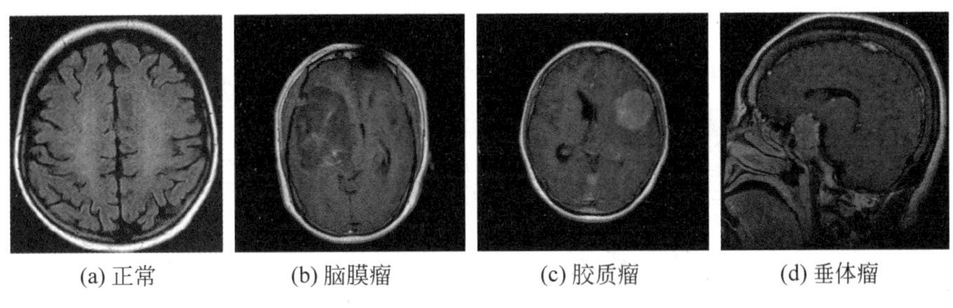
(a) 正常 (b) 脑膜瘤 (c) 胶质瘤 (d) 垂体瘤

图7.6 脑肿瘤 MRI 数据集样本示例

7. Kvasir 数据集

Kvasir(V2)数据集由经验丰富的内窥镜医生标注的影像组成[10]，包括显示胃肠道解剖标志、食管炎和溃疡性结肠炎等，其数量足以用于不同的任务。此外，该数据集还提供了几组与病变切除相关的影像，例如“染色和切除息肉”“染色切除边缘”等。数据集由分辨率为720×576～1920×1072的影像组成，共有8个类别，每一类有1000幅影像。利用该数据集进行学习，可以实现消化内镜影像的自动分类。图7.7给出了该数据集的样本示例。

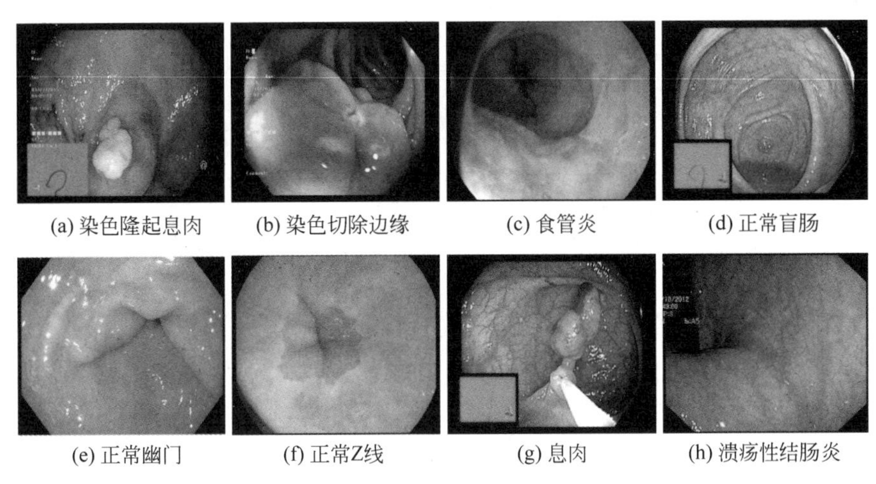
(a) 染色隆起息肉 (b) 染色切除边缘 (c) 食管炎 (d) 正常盲肠

(e) 正常幽门 (f) 正常Z线 (g) 息肉 (h) 溃疡性结肠炎

图7.7 Kvasir 数据集样本示例

8. 眼部染色影像数据集

该数据集包含712幅片状角膜溃疡的眼部染色影像[11]，标签由3个类别、5个类型和5个等级组成，其中3个类别分别为点状角膜溃疡、点片状混合性角膜溃疡和片状角膜溃疡；类型可分为0型(角膜上皮无溃疡)、1型(微点状)、2型(宏点状)、3型(合并宏点状)、4型(片状)。等级可分为0级(角膜上皮无溃疡)、1级(角膜溃疡仅累及一个周围象限)、2级(角膜溃疡累及两个周围象限)、3级(角膜溃疡累及三个或四个周围象限)和4级(角膜溃疡累及角膜的中央光学区)。对该数据集进行深度学习，可以实现眼部染色影像的自动分类。图7.8给出了该数据集的样本示例。

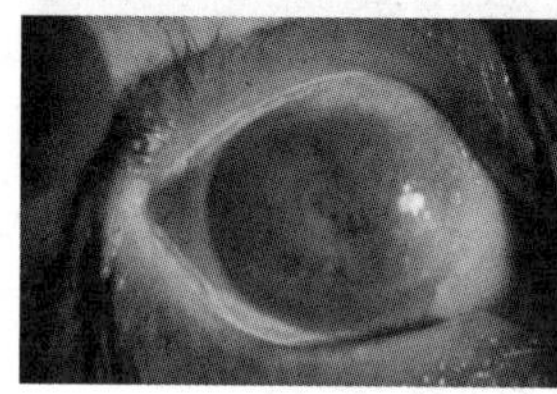
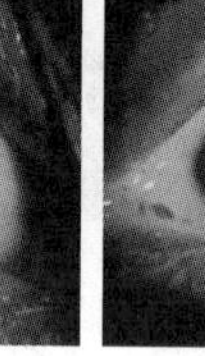
(a) 点状角膜溃疡

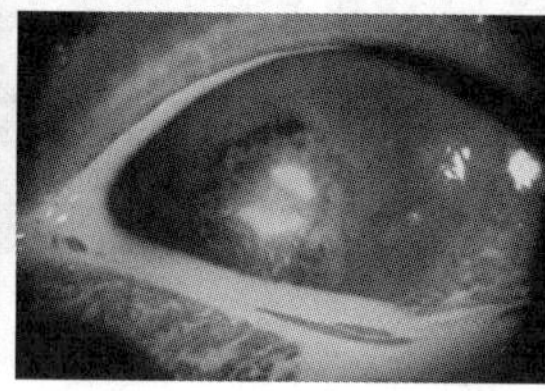
(b) 点片状混合性角膜溃疡

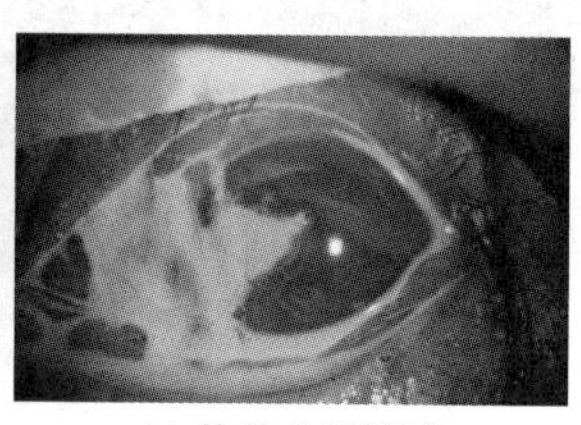
(c) 片状角膜溃疡

图7.8 眼部染色影像数据集样本示例

9. Melanoma数据集

Melanoma是一个皮肤病影像数据集，共包含三个类别，分别为黑色素瘤、痣和脂溢性角化病，该数据集主要用于评估黑色素瘤的检出能力[12]。图7.9给出了该数据集的样本示例。

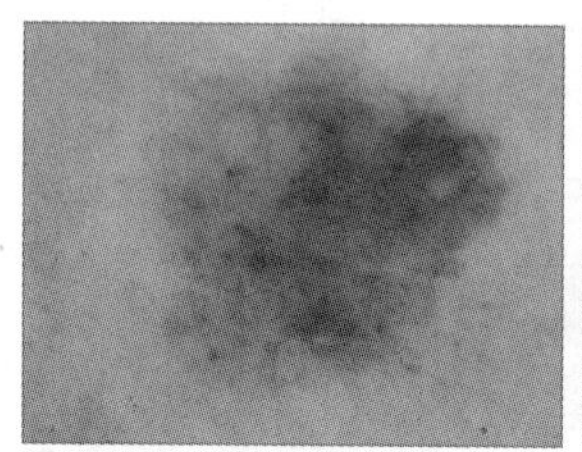
(a) 黑色素瘤

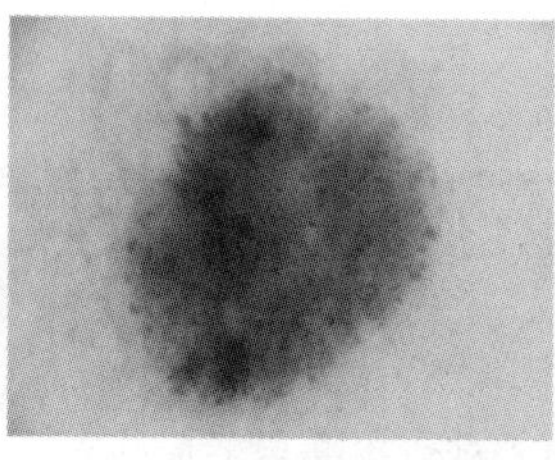
(b) 痣

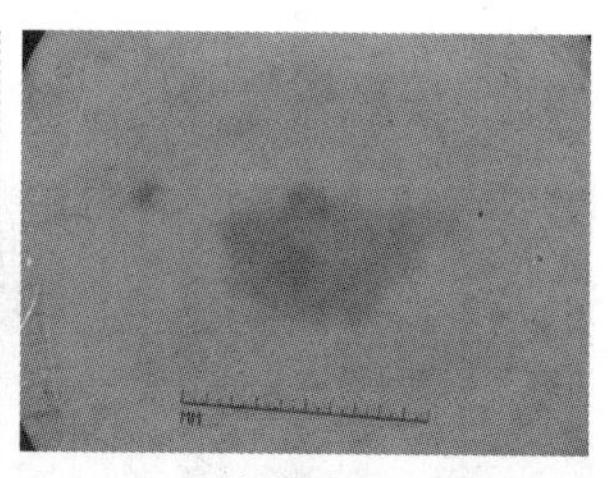
(c) 脂溢性角化病

图7.9 Melanoma数据集样本示例

10. BreaKHis 400X数据集

BreaKHis 400X数据集包含良性和恶性乳腺肿瘤的显微活检影像[13]，仅仅采集了400倍光学变焦的部分样本，其中有良性肿瘤影像547幅，恶性肿瘤影像1146幅。利用深度学习对该数据集进行训练，可以自动识别乳腺肿瘤的良恶性。图7.10给出了该数据集的样本示例。

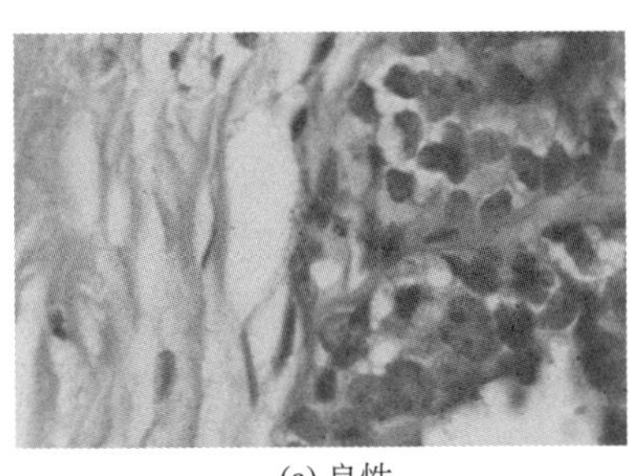

(a) 良性

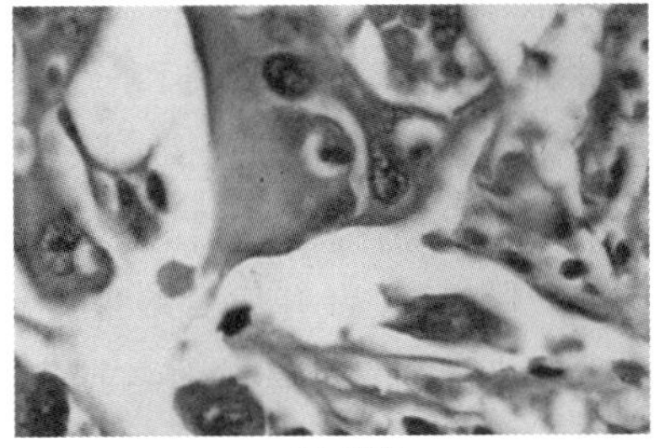

(b) 恶性

图 7.10 BreaKHis 400X 数据集样本示例

7.3 面向目标检测的公开数据集

1. 血细胞影像数据集

这是一个 MIT 授权的数据集，包含 12500 幅带有细胞类型标签的增强血细胞影像，其中细胞类型包括嗜酸性粒细胞、淋巴细胞、单核细胞和中性粒细胞。每种细胞类型中大约包括 3000 幅影像。该数据集附带一个额外的数据集，其中包含原始 410 幅影像（预增强）以及它们的目标边界框信息（xml 文件），图 7.11 给出了该数据集的样本示例。

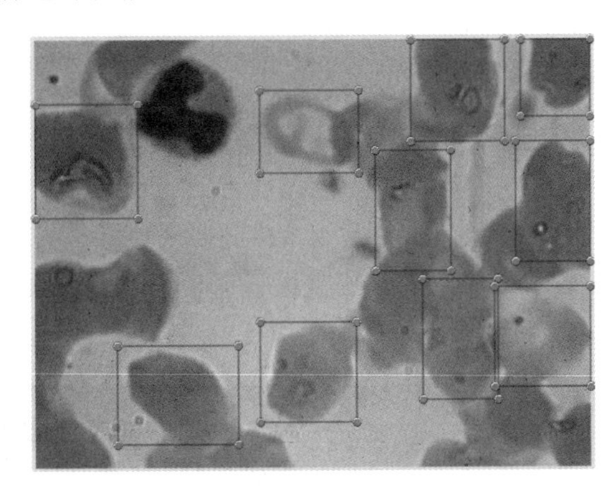

图 7.11 血细胞影像数据集样本示例

2. 心影增大 CXR 数据集

该数据集是面向心影增大目标检测的 CXR 数据集。Kaggle 网站上对该数据集没有任何介绍。从数据集的具体影像来看，共包括 1022 幅 CXR，其中心影增大部分采用边界框进行标注。该数据集分别给出了原始 CXR、带有边界框的 CXR 以及热力图，并给出了利用热力图确定的心影增大的边界框与真实边界框的位置对比。利用该数据集进行深度学习，可以实现 CXR 中心影增大的自动识别和定位。图 7.12 给出了该数据集的样本示例。

总的来讲，面向医学影像分类和分割的公开数据集数量相对较多，面向医学影像目标检测的公开数据集数量相对较少。除了以上数据集外，在一些面向医学影像分类的数据集中，会有一部分影像带有位置标注，但数量相对较少，例如前面介绍的 ChestX-ray14 数据集中有 880 幅 CXR 带有病变的位置标注。需要指出的是，利用医学影像分类数据集或者分割数据集来构建目标检测数据集是一条行之有效的途径，但这需要临床医生的深度参与才能完成。

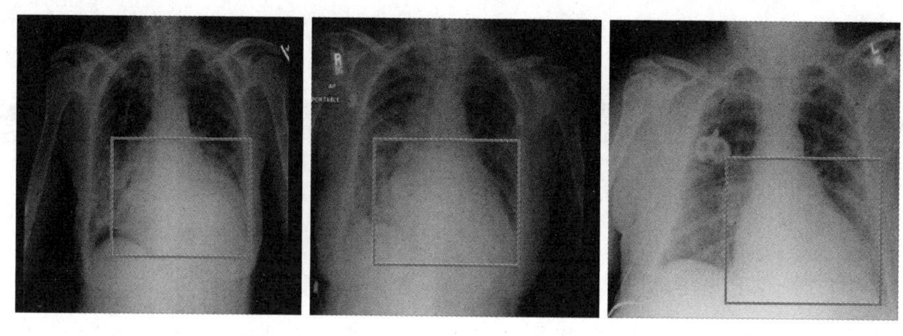

图 7.12　心影增大 CXR 数据集样本示例

7.4 面向分割的公开数据集

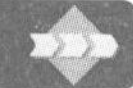

1. CXR 肺部分割数据集

该数据集源自美国国立卫生研究院和深圳市第三人民医院，包含 138 幅后前位 CXR[14-15]，其中 80 幅是正常胸部，58 幅是有结核病表现的异常 CXR，每幅 CXR 都对应一个肺部分割的掩膜(Mask)。利用该数据集进行深度学习，可以自动分割出 CXR 中的双肺区域。图 7.13 给出了该数据集的样本示例。

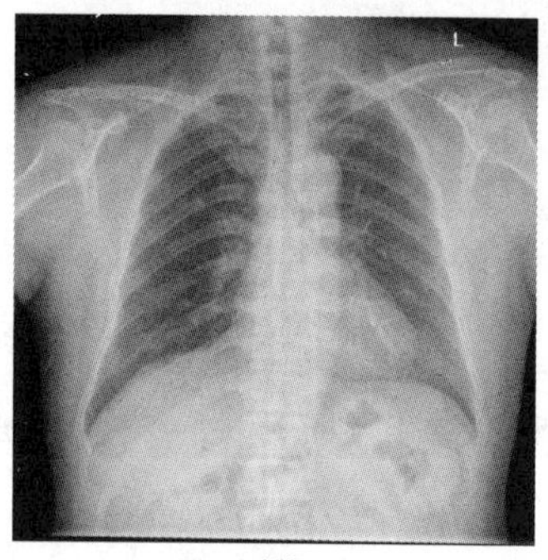

(a) 原始CXR

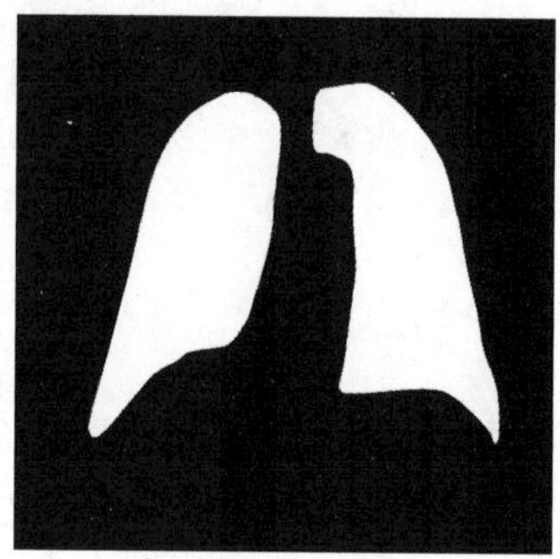

(b) 肺部Mask

图 7.13　CXR 肺部分割数据集样本示例

2. CXR 气胸分割数据集

该数据集来源于 SIIM-ACR 气胸分割比赛，包含 12047 幅 CXR 及其对应的气胸 Mask。原始 CXR 和 Mask 的大小均为 1024×1024。利用该数据集进行深度学习，可以自动分割出 CXR 中的气胸损伤区域。图 7.14 给出了该数据集的样本示例。

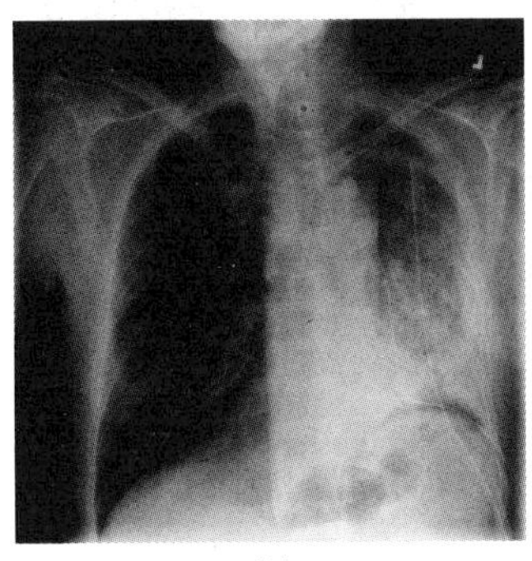
(a) 原始CXR

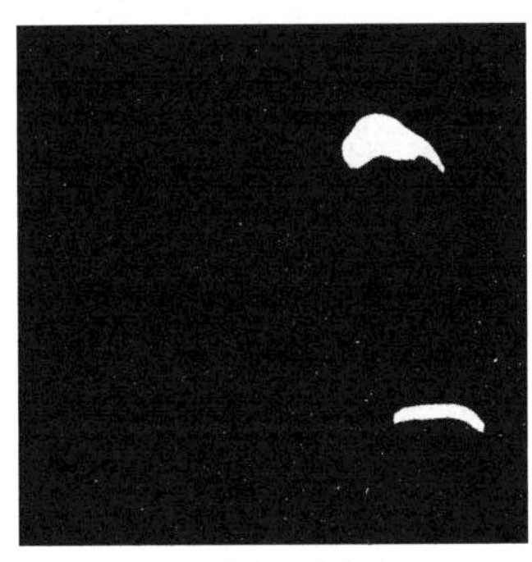
(b) 气胸Mask

图 7.14 CXR 气胸分割数据集样本示例

3. 肾脏超声影像分割数据集

超声影像中肾脏的精准分割对于临床诊断和介入手术具有重要意义。该数据集提供了 4586 幅肾脏超声影像及其对应的肾脏 Mask[16]。利用该数据集进行深度学习，可以自动分割出超声影像中的肾脏区域。图 7.15 给出了该数据集的样本示例。

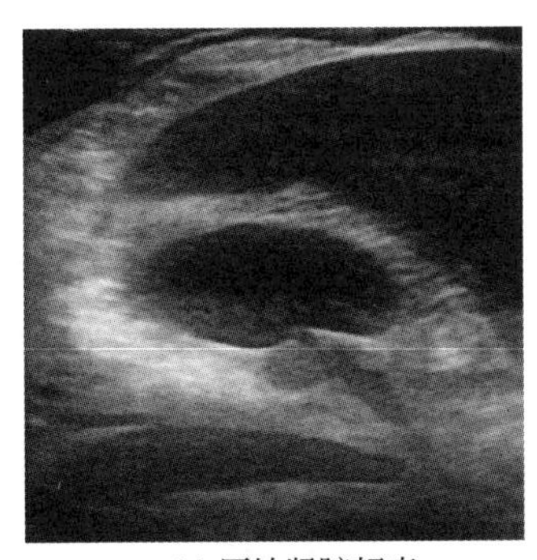
(a) 原始肾脏超声

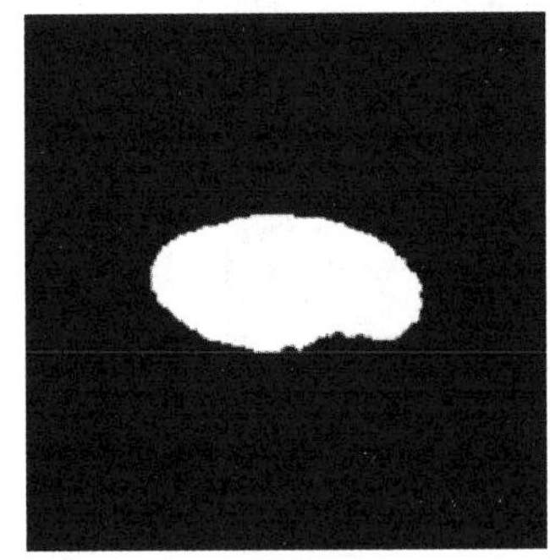
(b) 肾脏Mask

图 7.15 肾脏超声影像分割数据集样本示例

4. 腹部超声影像多组织分割数据集

该数据集主要面向腹部超声影像的多组织分割[17]，共有八大组织，在 Mask 中每种组织采用不同的颜色加以表示，其中紫色表示肝，黄色表示肾，蓝色表示胰腺，红色表示血管，浅蓝色表示肾上腺，绿色表示胆囊，白色表示骨头，粉红色表示脾脏。训练数据有 633 例，测试数据有 293 例。利用该数据集进行深度学习，可以自动分割出腹部超声影像中的相关组织。图 7.16 给出了该数据集的样本示例。

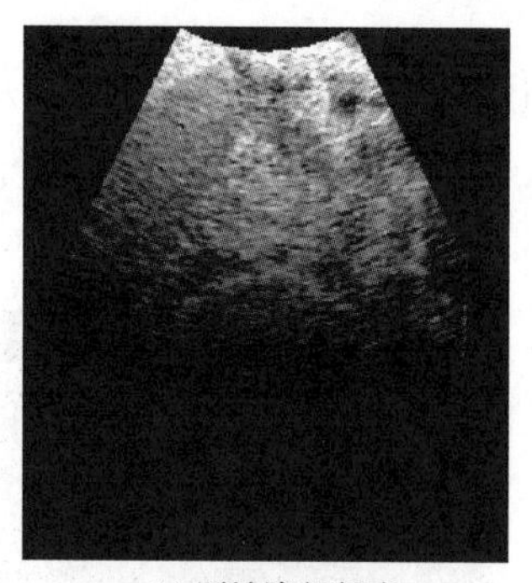

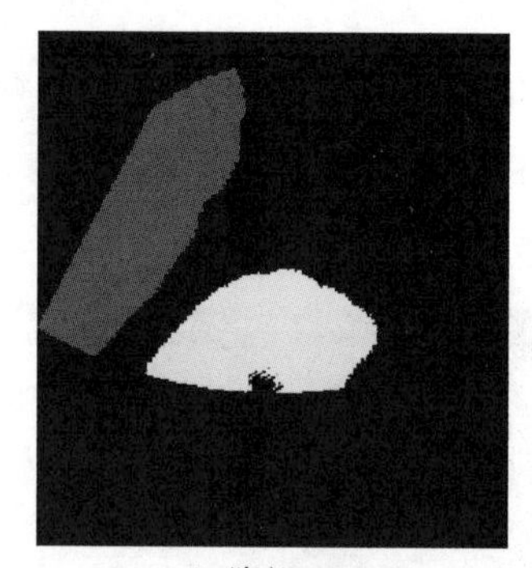

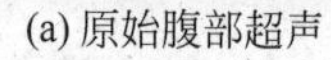

(a) 原始腹部超声　　(b) 腹部Mask

图 7.16　腹部超声影像多组织分割数据集样本示例

5. 心脏 MRI 数据集

该数据集是 2020 年 MICCAI（Medical Image Computing and Computer Assisted Intervention Society，医学图像计算和计算机辅助干预协会）提供的多中心、多疾病、多供应商心脏分割挑战赛的 MRI 影像[18]，一共包含 345 名志愿者的 MRI 序列，来自四种不同的 MRI 扫描设备（飞利浦、佳能、通用电气和西门子）和六个不同的临床中心。数据集中含已标注的序列 320 个，未标注序列 25 个，每个序列包括 10～30 个切片，标注时刻为左心室收缩末期和舒张末期，标注区域为左心室、右心室和左心肌，图 7.17 给出了该数据集的样本示例。

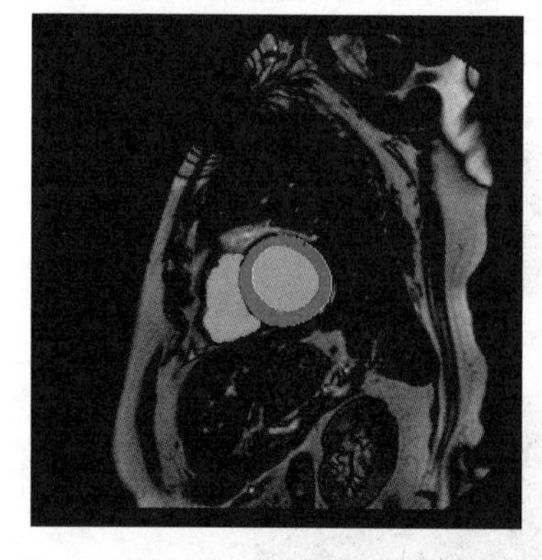

图 7.17　心脏 MRI 数据集样本示例

6. 乳腺超声数据集

该数据集包括 600 名 25～75 岁女性的乳腺超声影像[19]，共计 780 幅，影像格式为 PNG。该数据集可分为正常、良性和恶性三类，每幅超声影像都给出了病变的 Mask。利用该数据集进行深度学习，可以自动分割出乳腺超声影像中的肿瘤区域。图 7.18 给出了该数据集的样本示例。

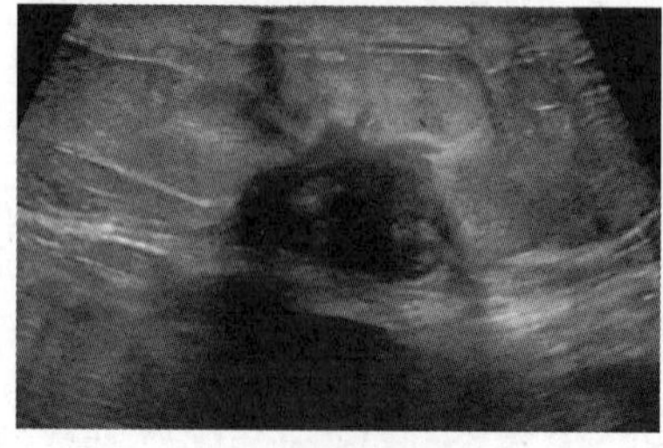

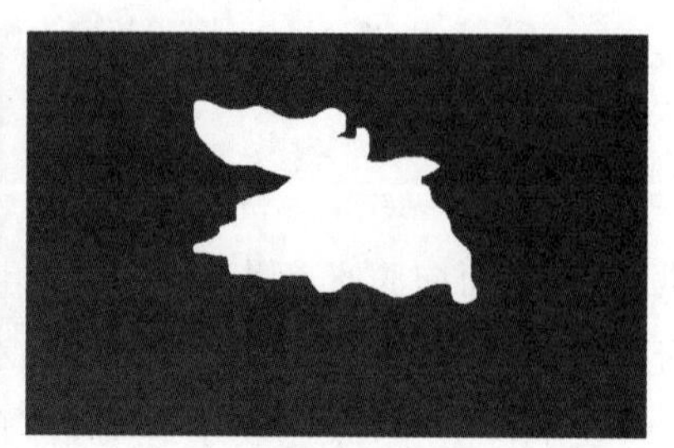

(a) 恶性乳腺癌　　(b) 恶性病变Mask

图 7.18　乳腺超声数据集样本示例

7. 胰腺 CT 数据集

美国国立卫生研究院临床中心对 53 名男性和 27 名女性受试者进行了 82 次腹部增强 3D CT 成像[20-21]。受试者的年龄为 18～76 岁，平均年龄为 46.8±16.7 岁。CT 扫描分辨率为 512×512，切片厚度为 1.5～2.5mm。一名医学生对每幅切片中的胰腺进行手动分割，作为胰腺的 Mask，然后再由放射科医生进行核对修改。利用深度学习对该数据集进行训练，可以自动分割出腹部 CT 切片中的胰腺组织。图 7.19 给出了该数据集的样本示例。

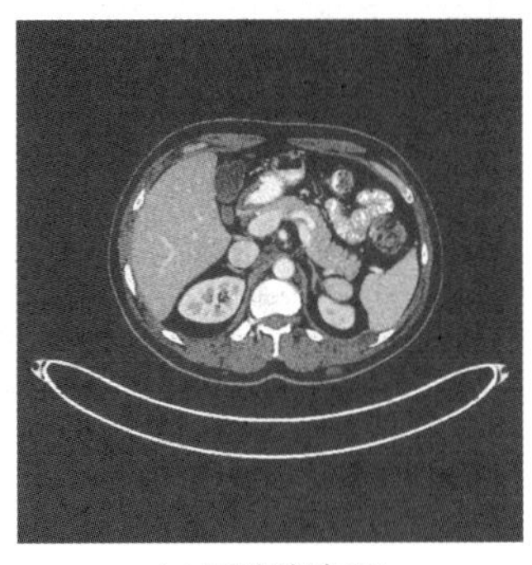

(a) 原始胰腺CT

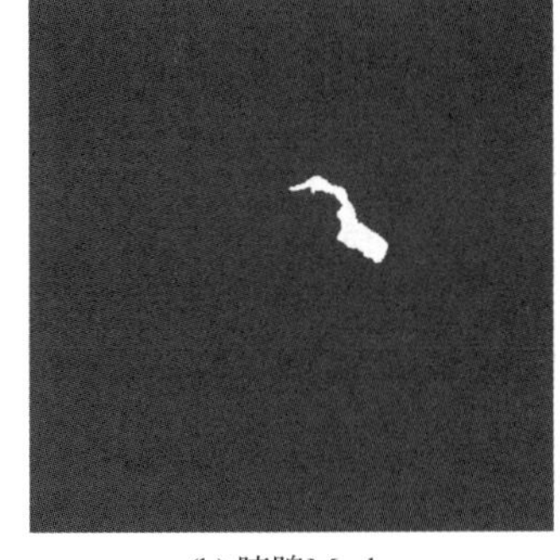

(b) 胰腺Mask

图 7.19 胰腺 CT 数据集样本示例

8. 冷冻切片与染色组织学影像细胞核数据集

该数据集包含来自 50 多个人体器官的 30000 多幅完整的全视野数字影像(Whole Slide Image，WSI)[22]。从 10 个人体器官的冷冻切片中选取 30 幅 WSI，再从 WSI 中提取小影像(512×512)，最后进行人工标注，形成包含超过 8000 个完整标注的细胞核数据集。除了二值掩膜(Mask)，还提供了无边界的二进制掩膜、距离图和标签掩膜等。一名医学专业的硕士研究生首先使用 ImageJ 软件对从 WSI 中提取的小影像进行手动分割，然后再由一名高级生物学家对其进行校正。利用该数据集进行深度学习，可以自动分割出 WSI 中的细胞核。这项工作得到了奥地利研究促进机构的支持，图 7.20 给出了该数据集的样本示例。

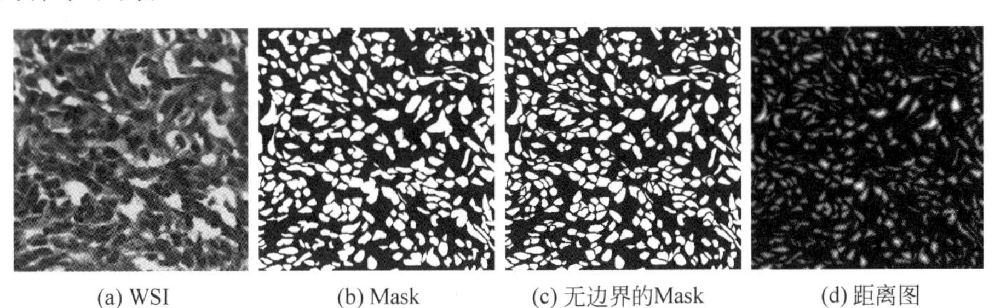

(a) WSI　(b) Mask　(c) 无边界的Mask　(d) 距离图

图 7.20 冷冻切片与染色组织学影像细胞核数据集样本示例

9. 颅内出血 CT 数据集

该数据集包含 82 名患者的头颅 CT 影像[23]，共有 2500 个脑窗和 2500 个骨窗影像。每名患者大约有 30 幅 CT 切片，其中 318 幅切片给出了颅内出血区域的 Mask。利用该数据集进行深度学习，可以实现颅内出血区域的自动分割，为出血体积的自动测量提供支持。图 7.21 给出了该数据集的样本示例。

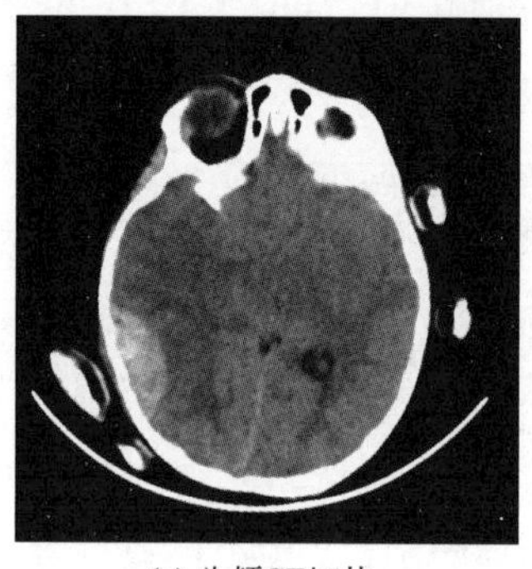
(a) 头颅CT切片

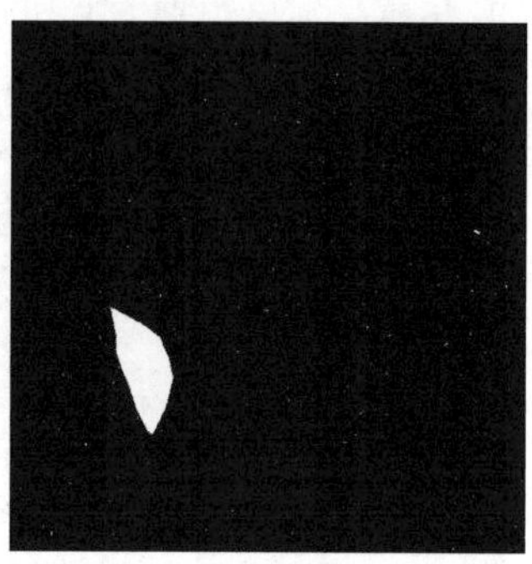
(b) 颅内出血Mask

图 7.21 颅内出血 CT 数据集样本示例

10. 超声心动图数据集

该数据集包括从法国圣艾蒂安大学医院收集的 450 名患者（1800 幅）的二维超声心动图组成[24]。标注时刻为左心室收缩末期和舒张末期，标注区域包括左心室、左心肌和左心房。利用该数据集进行深度学习，可以实现超声心动图的自动分割。图 7.22 给出了该数据集的样本示例。

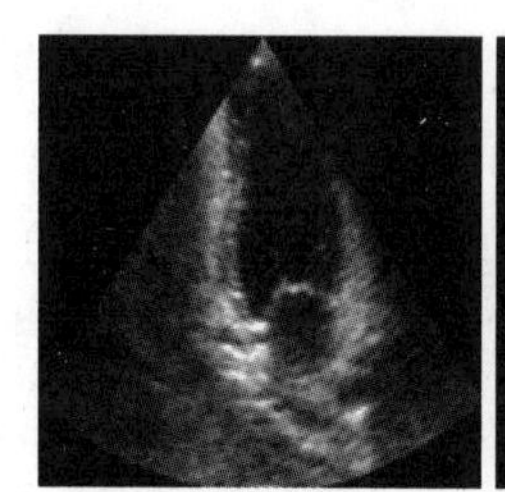
(a) 二腔心

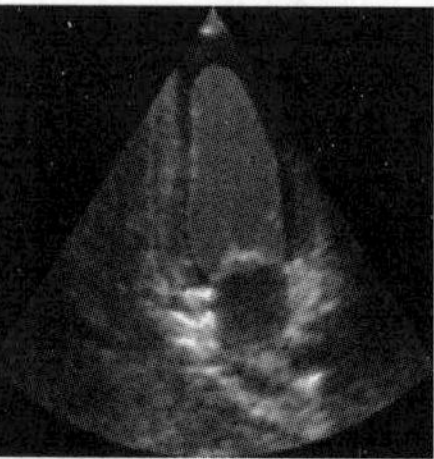
(b) 二腔心Mask

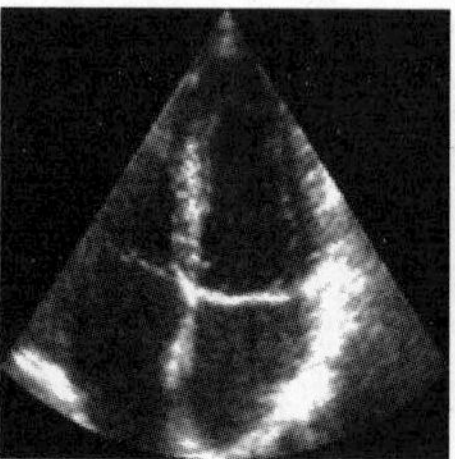
(c) 四腔心

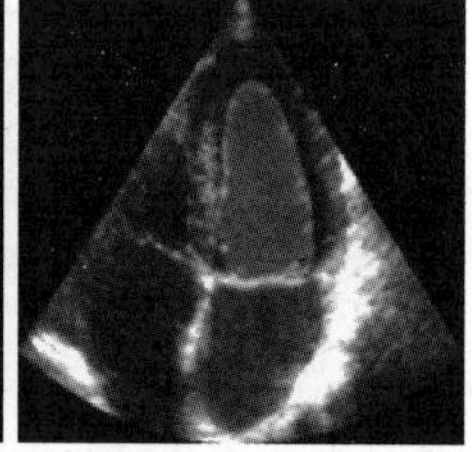
(d) 四腔心Mask

图 7.22 超声心动图数据集样本示例

7.5 公开数据集的优势和不足

医学影像公开数据集为相关研究人员提供了快捷的数据来源，对于算法创新、提高数据的利用率、提高研究结果的可重复性都会起到非常积极的作用。然而，在使用医学影像公开数据集的过程中，仍然存在着诸多需要注意的问题。首先，公开数据集面向所有人开放，但并不意味着可以随意下载、不加限制地进行使用。公开数据集的获取通常需要在相关的数据集网站上进行注册，经过相关机构的授权才能下载，并且要保证数据仅用于教学和科研工作，不能用于商业目的。其次，为了保护患者的隐私，多数公开数据集中的影像都已经隐去了患者的个人信息，影像格式也从原始的 DICOM 转换为 JPG 或者 PNG 格式，这为统计患者的基本信息（例如年龄和性别等）带来困难。最后，如果需要对公开数据集进行二次标注，按照相关规定，二次标注后的数据集也需要公开。

总体而言，医学影像公开数据集更多起到科研上的作用，为理论研究提供支持。从已发表的公开文献来看，工程学背景的科研人员更多地使用公开数据集，以"模型"为中心开展研究工作，所发表的论文侧重于算法创新，成果多见于 *IEEE Transactions on Medical Imaging*、*IEEE Transactions on Cybernetics* 和 *Medical Image Analysis* 等领域顶级期刊，或者 MICCAI、CVPR（Computer Vision and Pattern Recognition，计算机视觉与模式识别）、ICCV（International Conference on Computer Vision，计算机视觉国际会议）和 ECCV（European Conference on Computer Vision，欧洲计算机视觉会议）等顶级学术会议。此外，对于临床医生而言，通常是以"数据"为中心开展研究工作，根据任务需求自主收集相关的医学影像，这对医学影像的数量和质量提出了很高要求，而在深度学习算法方面一般不做过多要求（有创新更好）。需要指出的是，临床上也有一部分研究，除了需要自己收集医学影像外，也会利用相关的公开数据集进行测试，以全面评估深度模型的有效性。

很多研究者在构建公开数据集方面付出了大量心血，例如美国工程院院士李飞飞团队于 2007 年创建的 ImageNet 数据集，其图像总数超过 1500 万，类别总数超过 2 万。ImageNet 数据集极大地推动了深度学习技术的发展和应用，正是通过 ImageNet 识别大赛，才诞生了 AlexNet、VGG、GoogLeNet 和 ResNet 等经典的深度学习网络，使得深度学习的识别能力已经达到或者超过人类。虽然 ImageNet 并非面向医学应用而开发，但在目前的医学影像深度学习研究中，网络的训练通常会采用 ImageNet 预训练权重，对于加速网络收敛具有重要作用。

国际上有专门介绍数据集的科学期刊，例如 *Scientific Data*，该杂志主要用于描述具有科学价值的数据集，以促进科学数据共享和重用方面的研究。虽然国际上已经发布了相当数量的公开数据集，但仍然无法满足医学影像深度学习的研究需求，研究人员仍然有很大概率找不到满足需求的高质量公开数据集。然而，加快数据集的公开已经是大势所趋。可以预见，在有效保护患者隐私和数据安全的前提下，未来将会有更多的医学影像数据集被逐步公开，以促进医学影像深度学习更快、更有效地应用于临床实践。

如果您是一名临床工作者，您可以与团队成员共同构建一个医学影像数据集，发表关于数据集构建方面的学术论文，并在政策允许的前提下发布该数据集，这会增加研究工作的关注度。Zhang 等创建了一个包含 14 种常见胸部异常的 CXR 数据集 CXR-AL14[25]，可在国家人口健康科学数据中心进行查询，包含 165988 张 CXR 和 253844 个边界框。基于该数据集训练了面向 CXR 多异常检测的深度学习模型，并开发了相应的智能诊断系统，如图 7.23 所示，展示出了良好的临床应用前景。

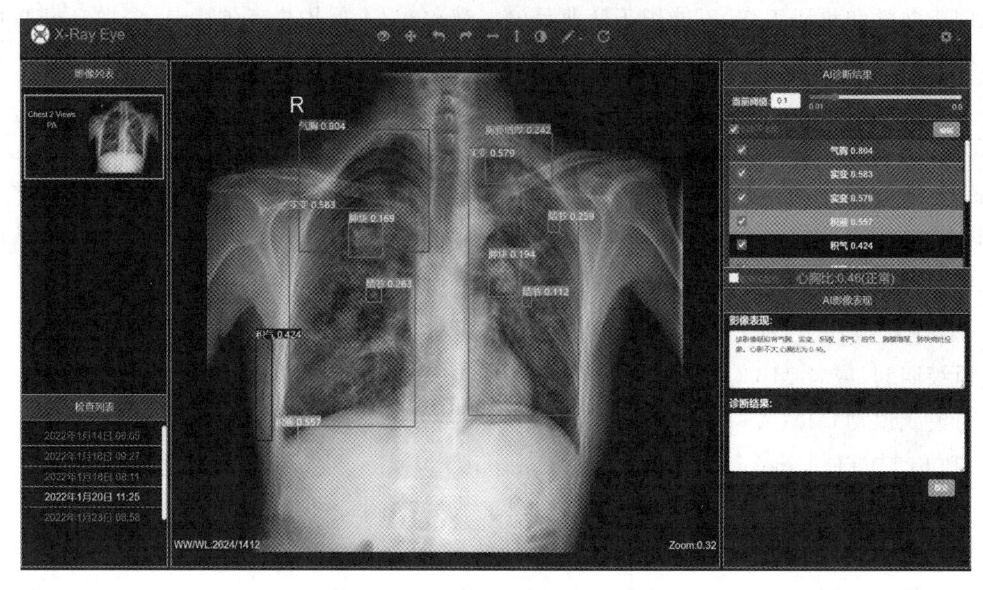

图 7.23　CXR 多异常智能诊断系统

7.6　本章小结 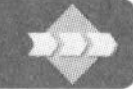

本章首先探讨高质量的医学影像数据集对于医学影像深度学习研究的重要性；然后介绍目前常用的部分医学影像公开数据集的基本情况，并给出每个数据集的影像示例；最后指出医学影像公开数据集的优势和不足，以及使用公开数据集时需要注意的问题。医学影像数据集的公开是一个趋势，有利于打破数据孤岛，对于提高模型的泛化性能具有重要意义。需要指出的是，除了医学影像数据外，患者的一系列临床信息对于提高深度模型的预测准确率也具有重要作用，涵盖医学影像和临床信息的多模态深度学习已经成为医学影像人工智能的一个重要研究方向。

附：各数据集的下载地址

（1）面向分类的公开数据集

① ChestX-ray14 数据集

https://www.kaggle.com/datasets/nih-chest-xrays/data

② MURA 数据集

https://aistudio.baidu.com/aistudio/datasetdetail/20010

③ COVID-QU-Ex 数据集

https://www.kaggle.com/datasets/anasmohammedtahir/covidqu

④ COVID-19 多分类 CT 数据集

https://www.kaggle.com/datasets/plameneduardo/a-covid-multiclass-dataset-of-ct-scans

⑤ RSNA2019 数据集

https://www.kaggle.com/competitions/rsna-intracranial-hemorrhage-detection/data

⑥ 脑肿瘤 MRI 影像

https://www.kaggle.com/datasets/masoudnickparvar/brain-tumor-mri-dataset

⑦ Kvasir 数据集

https://www.kaggle.com/datasets/yasserhessein/the-kvasir-dataset

⑧ 眼部染色影像数据集

https://www.kaggle.com/datasets/bongsang/eye-disease-deep-learning-dataset

⑨ Melanoma 数据集

https://www.kaggle.com/datasets/wanderdust/skin-lesion-analysis-toward-melanoma-detection

⑩ BreaKHis 400X 数据集

https://www.kaggle.com/datasets/forderation/breakhis-400x

（2）面向目标检测的公开数据集

① 血细胞影像数据集

https://www.cvmart.net/dataSets/detail/449?utm_campaign=zywang

② 心影增大 CXR 数据集

https://www.kaggle.com/datasets/tianhaoli1997/cardiomegaly-bounding-box?resource=download

（3）面向分割的公开数据集

① CXR 肺部分割数据集

https://www.kaggle.com/datasets/nikhilpandey360/chest-xray-masks-and-labels

② CXR 气胸分割数据集

https://www.kaggle.com/datasets/vbookshelf/pneumothorax-chest-xray-images-and-masks

③ 肾脏超声影像分割数据集

https://www.kaggle.com/datasets/siatsyx/ct2usforkidneyseg

④ 腹部超声影像多组织分割数据集

https://www.kaggle.com/ignaciorlando/ussimandsegm

⑤ 心脏 MRI 数据集

https://www.ub.edu/mnms/

⑥ 乳腺超声数据集

https://www.kaggle.com/datasets/aryashah2k/breast-ultrasound-images-dataset

⑦ 胰腺 CT 数据集

https://academictorrents.com/details/80ecfefcabede760cdbdf63e38986501f7becd49

⑧ 冷冻切片与染色组织学影像细胞核数据集

https://www.kaggle.com/ipateam/segmentation-of-nuclei-in-cryosectioned-he-images/kernels

⑨ 颅内出血 CT 数据集

https://www.kaggle.com/datasets/vbookshelf/computed-tomography-ct-images

⑩ 超声心动图数据集

https://humanheart-project.creatis.insa-lyon.fr/database/#collection/6373703d73e9f0047faa1bc8

参考文献

[1] Guo Y C, He Y W, Lyu J B, et al. Deep learning with weak annotation from diagnosis reports for detection of multiple head disorders: a prospective, multicentre study[J]. Lancet Digital Health, 2022, 4(8): e584-e593.

[2] Wang C D, Ma J C, Zhang S, et al. Development and validation of an abnormality-derived deeplearning diagnostic system for major respiratory diseases[J]. Npj Digital Medicine, 2022, 5: 124.

[3] Greenwald N F, Miller G, Moen E, et al. Whole-cell segmentation of tissue images with human-level performance using large-scale data annotation and deep learning[J]. Nature Biotechnology, 2022, 40(4): 555-565.

[4] Liang W X, Tadesse G A, Ho D, et al. Advances, challenges and opportunities in creating data for trustworthy AI[J]. Nature Machine Intelligence, 2022, 4: 669-677.

[5] Wang X S, Peng Y F, Lu L, et al. ChestX-ray8: Hospital-scale chest X-ray database and benchmarks on weakly-supervised classification and localization of common thorax diseases[C]. Proceedings of the IEEE Conference on Computer Vision and Pattern Recognition, Honolulu, USA, 2017, 3462-3471.

[6] Rajpurkar P, Irvin J, Bagul A, et al. MURA: Large dataset for abnormality detection in musculoskeletal radiographs[C]. Proceedings of the International Conference on Medical Imaging with Deep Learning, Amsterdam, The Netherlands, 2018.

[7] Tahir A M, Chowdhury M E H, Qiblawey A. K, et al. COVID-19 infection localization and severity grading from chest X-ray images[J]. Computers in Biology and Medicine, 2021, 139: 105002.

[8] Soares E, Angelov P, Biaso, S, et al. SARS-CoV-2 CT-scan dataset: A large dataset of real patients CT scans for SARS-CoV-2 identification[J]. medRxiv, doi: 10.1101/2020.04.24.20078584.

[9] Flanders A E, Prevedello L M, Shih G, et al. Construction of a machine learning dataset through collaboration: The RSNA 2019 brain CT hemorrhage challenge [J]. Radiology: Artificial Intelligence, 2020, 2(3): e190211.

[10] Pogorelov K, Randel K R, Griwodz C, et al. KVASIR: a multi-class image dataset for computer aided gastrointestinal disease detection[C]. Proceedings of the International Conference on Multimedia Systems, Taibei, China, 2017, 164-169.

[11] Deng L J, Lyu J Y, Huang H X, et al. The SUSTech-SYSU dataset for automatically segmenting and classifying corneal ulcers[J]. Scientific Data, 2020, 7: 23.

[12] Codella N C, Gutman D, Celebi M E, et al. Skin lesion analysis toward melanoma detection: A challenge at the 2017 international symposium on biomedical imaging (isbi) [C]. Proceedings of the IEEE International Symposium on Biomedical Imaging, Washington, USA, 2018: 168-172.

[13] Spanhol F A, Oliveira L S, Petitjean C, et al. A dataset for breast cancer histopathological image classification[J]. IEEE Transactions on Biomedical Engineering, 2016, 63(7): 1455-1462.

[14] Jaeger S, Karargyris A, Candemir S, et al. Automatic tuberculosis screening using chest radiographs[J]. IEEE Transactions on Medical Imaging, 2014, 33(2): 233-245.

[15] Candemir S, Jaeger S, Palaniappan K, et al. Lung segmentation in chest radiographs using anatomical atlases with nonrigid registration[J]. IEEE Transactions on Medical Imaging, 2014, 33(2): 577-590.

[16] Song Y X, Zheng J, Lei L, et al. CT2US: Cross-modal transfer learning for kidney segmentation in ultrasound images with synthesized data[J]. Ultrasonics, 2022, 122: 106706.

[17] Vitale S, Orlando J I, Iarussi E, et al. Improving realism in patient-specific abdominal ultrasound simulation using CycleGANs[J]. International Journal of Computer Assisted Radiology and Surgery, 2020, 15(2): 183-192.

[18] Campello V M, Gkontra P, Izquierdo C, et al. Multi-centre, multi-vendor and multi-disease cardiac segmentation: the M&Ms challenge[J]. IEEE Transactions on Medical Imaging, 2021, 40(12): 3543-3554.

[19] Al-Dhabyani W, Gomaa M, Khaled H, et al. Dataset of breast ultrasound images[J]. Data in Brief, 2020, 28: 104863.

[20] Roth H R, Farag A, Turkbey E B, et al. Data from pancreas-CT[J]. The Cancer Imaging Archive, 2016, https://doi.org/10.7937/K9/TCIA.2016.tNB1kqBU.

[21] Roth HR, Lu L, Farag A, et al. DeepOrgan: Multi-level deep convolutional networks for automated pancreas segmentation[C]. Proceedings of the International Conference on Medical Image Computing and Computer-Assisted Intervention, Munich, Germany, 2015: 556-564.

[22] Mahbod A, Schaefer G, Bancher B. CryoNuSeg: A dataset for nuclei instance segmentation of cryosectioned H&E-stained histological images[J]. Computers in Biology and Medicine, 2021, 132: 104349.

[23] Hssayeni M. Computed Tomography images for intracranial hemorrhage detection and segmentation[J]. PhysioNet, 2019, https://doi.org/10.13026/4nae-zg36.

[24] Leclerc S, Smistad E, Pedrosa J, et al. Deep learning for segmentation using an open large-scale dataset in 2D echocardiography[J]. IEEE Transactions on Medical Imaging, 2019, 38(9): 2198-2210.

[25] Fan W J, Yang Y, Qi J, et al. A deep-learning-based framework for identifying and localizing multiple abnormalities and assessing cardiomegaly in chest X-ray[J]. Nature Communications, 2024, 15: 1347.

案例篇

案例1 乳腺肿瘤良恶性的识别

源代码+数据集

1.1 引言

乳腺癌是指发生在乳腺上皮组织中的恶性肿瘤，发病机制复杂，发病率位居女性恶性肿瘤的首位。与其他类型的恶性肿瘤相比，乳腺癌的死亡率非常高，严重危害女性的生命健康。针对乳腺的影像学检查包括MRI、超声和钼靶等，通常在乳腺影像学检查发现异常时再进行组织病理学检查。组织病理学检查是乳腺癌临床诊断的金标准，医生通过观察病灶组织或细胞的病理形态，并结合临床资料等多方面因素做出最终结论。基于人工的病理影像判读不但需要专业领域知识，而且耗时较长，效率较低。利用深度学习可以实现乳腺病理影像的自动识别，显著减轻医生的工作量，提高工作效率。

1.2 医学影像数据集

1. 数据集的来源

BreaKHis 400X数据集包含良性和恶性乳腺肿瘤的显微活检影像[1]，仅仅采集了400倍光学变焦的部分样本，其中良性肿瘤影像547幅，恶性肿瘤影像1146幅，图E1.1给出了该数据集的样本示例。

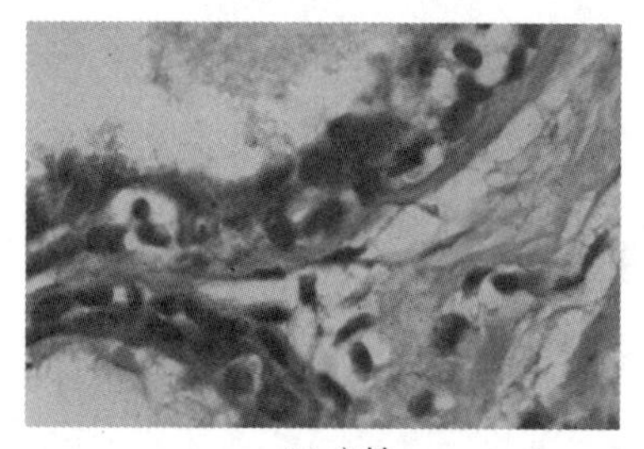

(a) 良性

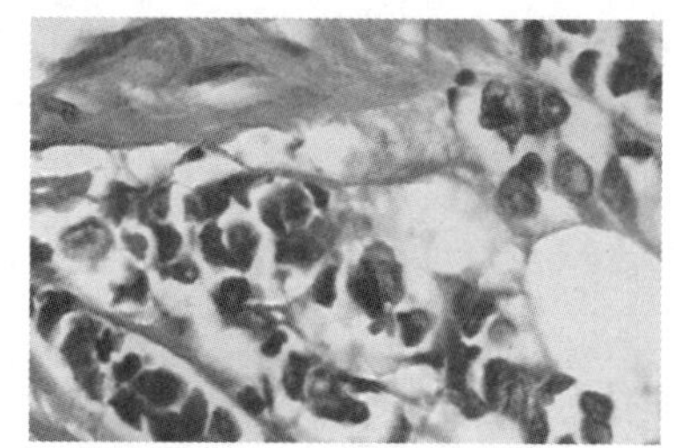

(b) 恶性

图E1.1　BreaKHis 400X数据集的样本示例

2. 数据集的划分

根据BreaKHis 400X数据集的规模大小将其按照一定的比例随机划分为训练集、验证集和测试集，具体划分结果如表E1.1所示。

表E1.1　数据集的划分情况　　单位：幅

	良性	恶性	总计
训练集	374	789	1163
验证集	54	79	133
测试集	119	278	397
总计	547	1146	1693

1.3 网络的训练和测试

该案例基于 Python 3.7 和 Pytorch 1.9.0 实现。计算机硬件资源包括 2 块 NVIDIA GV100 显卡(64GB 显存),深度网络选用 ResNet50,输入影像大小为 224×224。在超参数方面,加载了 ResNet50 在 ImageNet 数据集上的预训练权重,batch size=64,epoch=50,初始学习率设置为 0.001,每 10 轮降低 0.1 倍。优化方式选取 SGD,其中 momentum 为 0.9,weight decay 为 1×10^{-5}。图 E1.2 给出了模型在验证集上的 Loss 和 epoch 的关系。

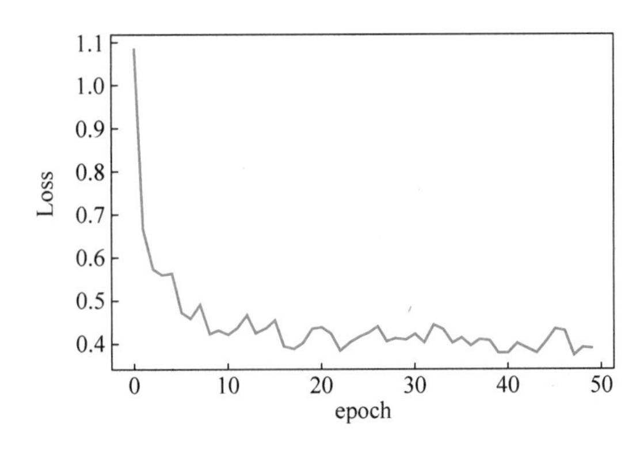

图 E1.2 Loss 和 epoch 的关系曲线

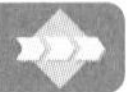1.4 分类性能评价

1. 基于指标体系的性能评价

这是一个二分类问题,利用二分类评价指标对 ResNet50 在测试集上的性能进行评价,如表 E1.2 所示。

表 E1.2 ResNet50 在测试集上的性能

	AUC	SEN	SPE	PPV	NPV	F_1-score
恶性	0.953	89.928%	82.353%	92.251%	77.778%	0.911

图 E1.3 给出了 ResNet50 在测试集上的 ROC 曲线,ROC 曲线下的面积即为 AUC。

2. 基于压力测试的性能评价

通过对测试集影像进行不同程度的质量控制,可以对模型进行压力测试。图 E1.4

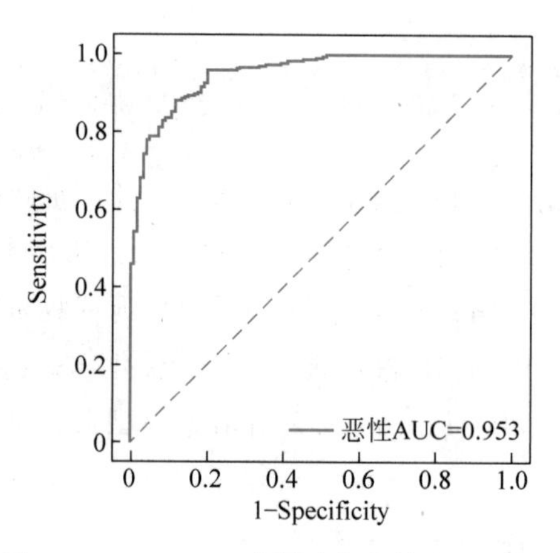

图 E1.3 ResNet50 在测试集上的 ROC 曲线

给出了亮度和对比度的改变对于模型 AUC 的影响,其中 1.0 为基准,大于 1.0 为提高亮度或对比度,小于 1.0 为降低亮度或对比度。可以看出,在 0.7～1.3 这个变化范围内,ResNet50 仍然可以获得良好的分类性能。此外,亮度改变对于 ResNet50 性能的影响相对较大,对比度改变对性能的影响相对较小,这意味着在数据增强环节需重点考虑亮度改变这个因素。此外,可以根据病理影像本身可能出现的降质类型来改变测试集影像的质量,从而全面评估模型的抗压能力和泛化性能。

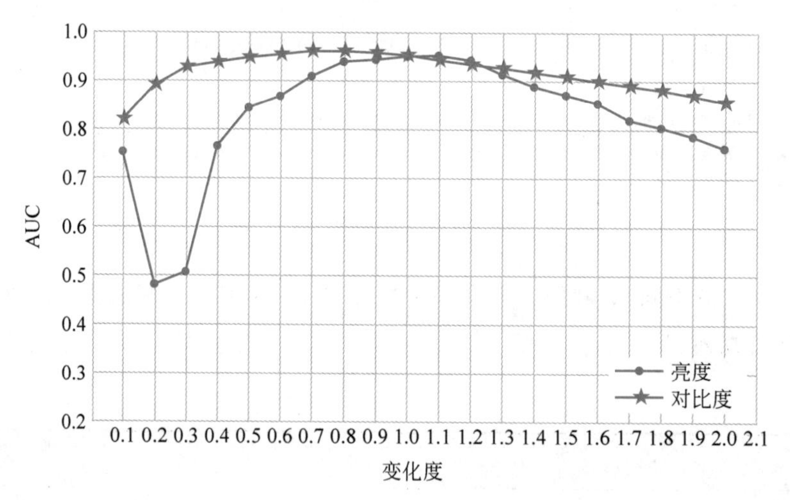

图 E1.4 不同亮度和对比度的改变对分类性能的影响

3. 类激活映射图

图 E1.5 给出了利用 Grad-CAM 算法生成的类激活映射图,充分表明模型学到了输入影像中的关键位置特征,从而给出了较为可靠的分类结果。

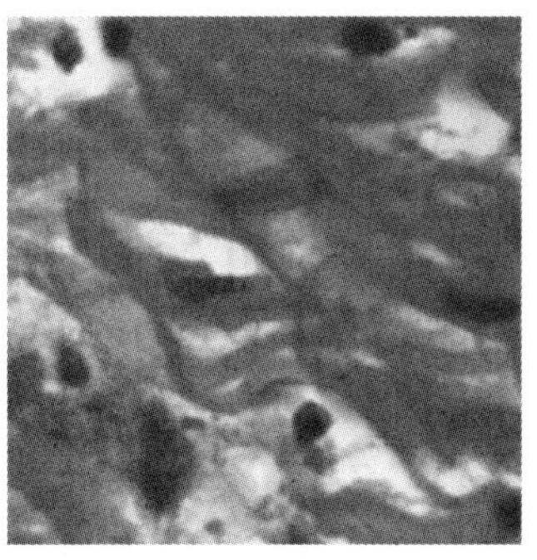

(a) 恶性

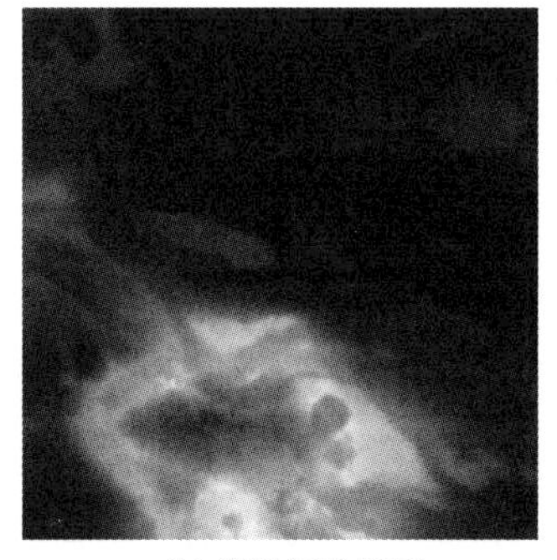

(b) 类激活映射图

彩图

图 E1.5 类激活映射图示例

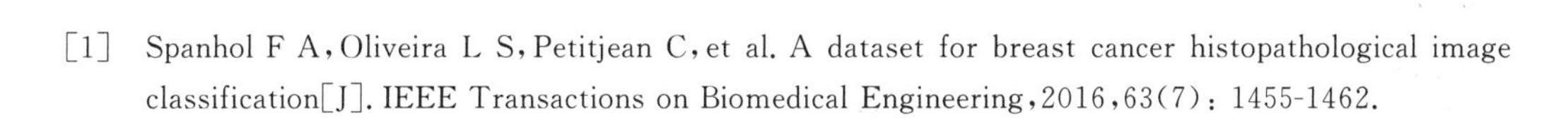

参考文献

[1] Spanhol F A, Oliveira L S, Petitjean C, et al. A dataset for breast cancer histopathological image classification[J]. IEEE Transactions on Biomedical Engineering, 2016, 63(7): 1455-1462.

案例2 新型冠状病毒感染的识别

源代码+数据集

2.1 引言

2019 年暴发的新型冠状病毒感染(COVID-19)疫情是一场重大的国际公共卫生危机。核酸检测是诊断 COVID-19 的金标准,但其受制于试剂盒生产、运输、储存、采样方法等因素的影响,其检测结果可能出现假阴性。此外,核酸检测的实时性较差。在临床实践中,利用 CXR 辅助筛查 COVID-19 是一条行之有效的途径。COVID-19 在 CXR 上会表现出不同于其他类型肺炎的特征,对 CXR 进行深度学习可以有效识别 COVID-19。

2.2 医学影像数据集

1. 数据集的来源

本案例使用来自 Kaggle 网站上的 COVID-QU-Ex 数据集[1],共包括 33920 幅后前位 CXR,其中正常(Normal)有 10701 幅,COVID-19 有 11956 幅,其他类型肺炎有 11263 幅。图 E2.1 展示了该数据集的样本示例。

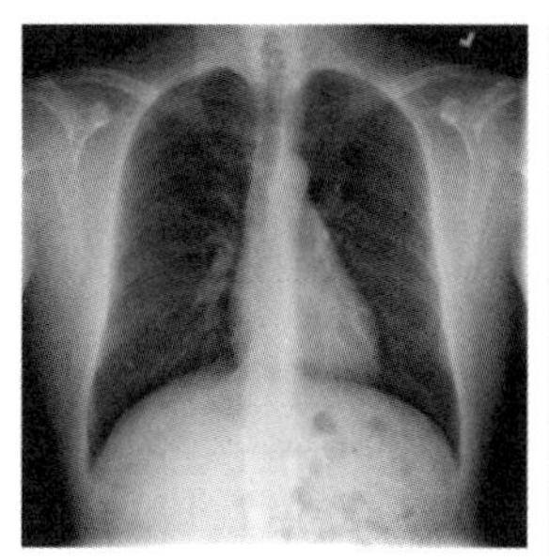

(a) Normal

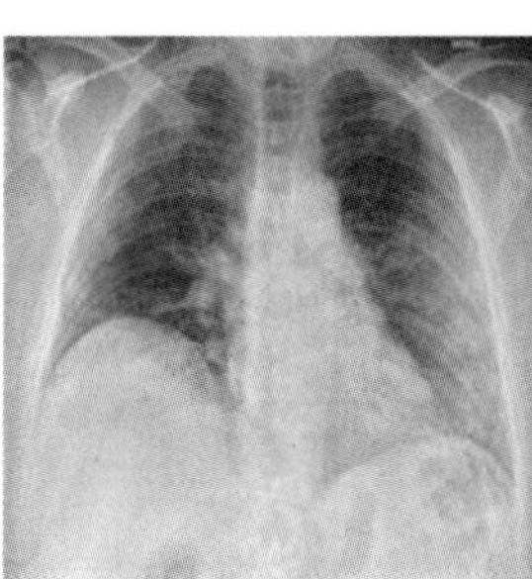

(b) COVID-19

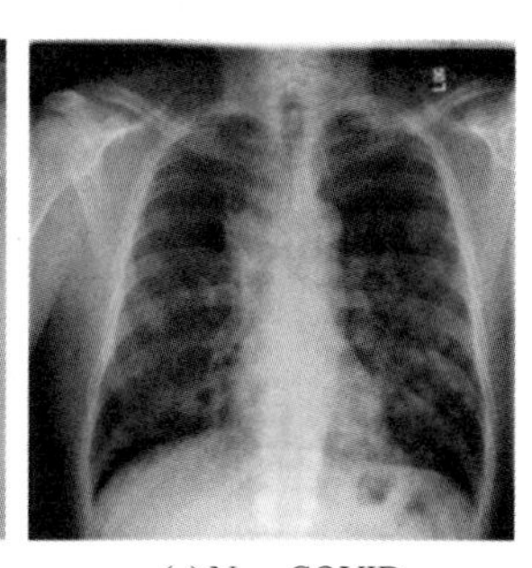

(c) Non-COVID

图 E2.1　COVID-QU-Ex 数据集样本示例

2. 数据集的划分

将该数据集按一定比例随机划分为训练集、验证集和测试集,划分结果如表 E2.1 所示。

表 E2.1　数据集的划分情况　　单位:幅

	Normal	COVID-19	Non-COVID	总计
训练集	6849	7658	7208	21715
验证集	1712	1903	1802	5417
测试集	2140	2395	2253	6788
总计	10701	11956	11263	33920

 2.3 网络的训练和测试

该案例基于 Python 3.7 和 Pytorch 1.9.0 实现。计算机硬件资源包括 2 块 NVIDIA GV100 显卡(64GB 显存),深度网络选用 Vision Transformer(ViT-B),输入影像大小为 224×224。超参数方面,加载了 ViT-B 在 ImageNet 数据集上的预训练权重,batch size=128,epoch=30,初始学习率设置为 0.001,每 10 轮降低 0.1 倍。优化方式选取 SGD,其中 momentum 为 0.9,weight decay 为 1×10^{-5}。图 E2.2 给出了模型在验证集上的 Loss 和 epoch 之间的关系。

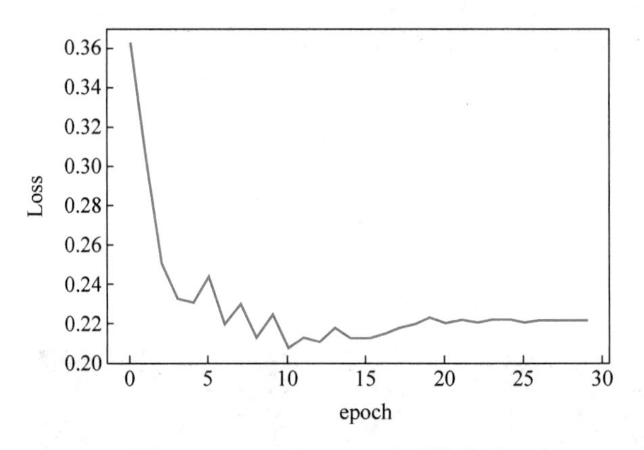

图 E2.2 Loss 和 epoch 之间的关系

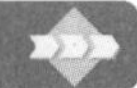 2.4 分类性能评价

1. 基于指标体系的性能评价

这是一个多分类问题,表 E2.2 展示了 Vision Transformer 在测试集上的性能,总体 ACC 为 93.709%,Normal、COVID-19 和 Non-COVID 的 AUC 分别为 0.987、0.997 和 0.989。

表 E2.2 Vision Transformer 在测试集上的性能

Total ACC	类别	AUC	SEN	SPE	PPV	NPV	F_1-score
93.709%	Normal	0.987	92.897%	95.654%	90.776%	96.694%	0.918
	COVID-19	0.997	94.572%	98.634%	97.419%	97.087%	0.960
	Non-COVID	0.989	93.564%	96.362%	92.741%	96.788%	0.932

图 E2.3 和图 E2.4 分别给出了 Vision Transformer 在测试集上的混淆矩阵和 ROC 曲线,其中混淆矩阵中主对角线上的数值代表模型分类正确的样本数量。

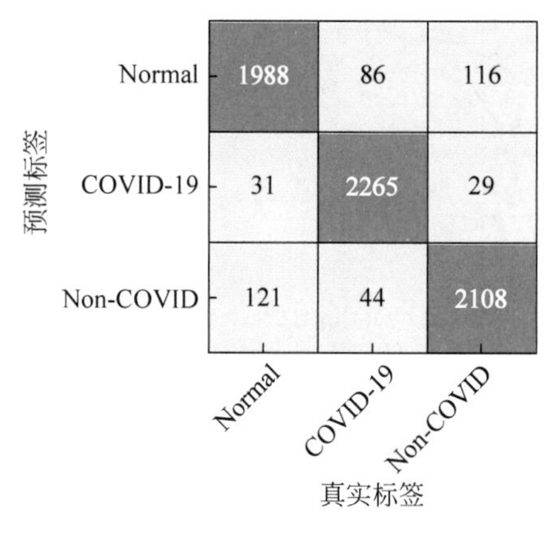

图 E2.3 Vision Transformer 在测试集上的混淆矩阵

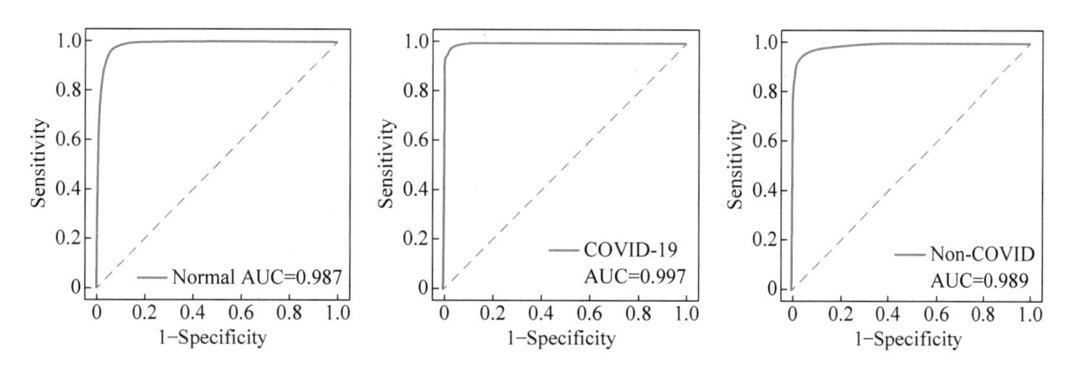

图 E2.4 Vision Transformer 在测试集上的 ROC 曲线

2. 基于压力测试的性能评价

通过改变测试集 CXR 的亮度和对比度来评价模型的抗压能力。图 E2.5 给出了不同亮度和对比度的变化对于模型准确率的影响，其中 1.0 为基准，大于 1.0 为调高亮度或对比度，小于 1.0 为降低亮度或对比度。可以发现，Vision Transformer 在 0.6～1.3 这个范围内，其性能表现较为稳定。一般而言，临床对于 CXR 的质量有着严格的规定，在亮度和对比度上不会发生过大的变化。因此，即使 CXR 的亮度和对比度发生轻度改变，Vision Transformer 仍然可以获得较好的分类性能，充分表明了该模型具有良好的泛化性能。

3. 类激活映射图

利用 Grad-CAM 算法生成的类激活映射图如图 E2.6 所示，可以看出，CXR 中肺部感染区域对模型预测结果的贡献较大，充分说明模型的预测结果是稳健和可靠的。

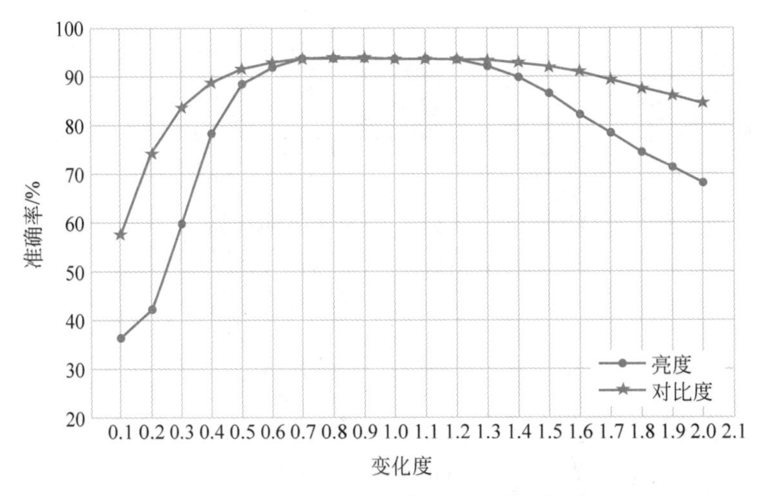

图 E2.5　不同亮度和对比度的改变对分类性能的影响

彩图

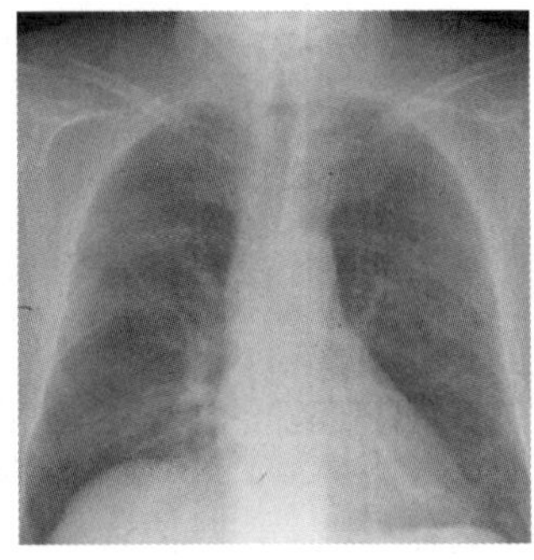

(a) COVID-19

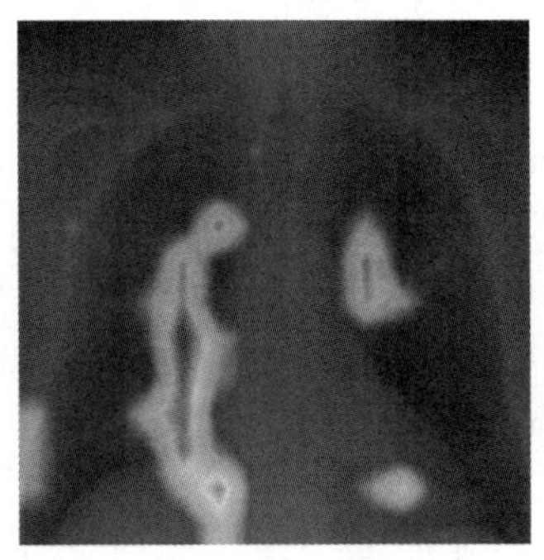

(b) 类激活映射图

图 E2.6　类激活映射图示例

参考文献

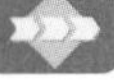

［1］ Soares E, Angelov P, Biaso, S, et al. SARS-CoV-2 CT-scan dataset: a large dataset of real patients CT scans for SARS-CoV-2 identification[J]. medRxiv, doi: 10.1101/2020.04.24.20078584.

案例 3

心影增大的检测

源代码+数据集

3.1 引言

在临床 CXR 诊断过程中，是否存在心影增大(Cardiomegaly)是放射科医生诊断的重要内容之一。放射科医生通过计算心胸比来判断是否存在心影增大，其计算根据是心脏最大横径与胸廓最大横径之比。若心胸比大于 0.5，提示可能存在心影增大的情况。放射科医生通常手动计算每幅 CXR 中的心胸比，工作量较大。利用深度学习可以自动检测 CXR 中是否存在心影增大，从而显著提高放射科医生的工作效率。

3.2 医学影像数据集

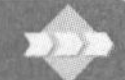

1. 数据集的来源

本案例使用的 CXR 及标注信息来源于 Kaggle 网站[1]，共计 146 幅 CXR，每幅 CXR 上都采用边界框对心影区域进行了定位标注，类别标注为心影增大，如图 E3.1 所示。利用该数据集进行深度学习，可以实现 CXR 中心影增大的自动识别和定位。

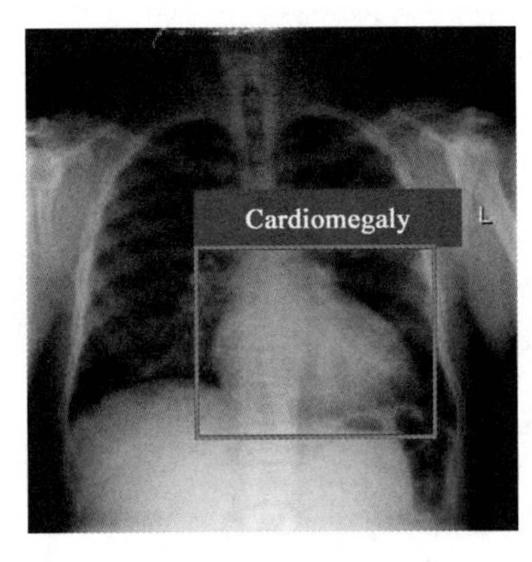

图 E3.1　心影增大数据集样本示例

2. 数据集的划分

将该数据集按照一定比例随机划分为训练集、验证集和测试集，如表 E3.1 所示。由于每幅 CXR 中只有一个边界框，因此，边界框的数量与 CXR 数量是一致的。

表 E3.1　数据集的划分情况　　单位：幅

	训练集	验证集	测试集	总数
CXR 数量	102	15	29	146
边界框数量	102	15	29	146

3.3 网络的训练和测试

该案例基于 Python 3.9 和 Pytorch 1.12.1 实现，计算机硬件资源包括 2 块 NVIDIA GV100 显卡(64GB 显存)。选择 Faster RCNN 进行模型的训练和测试，主干网络为 ResNet50，输入影像大小为 224×224。在超参数方面，加载了 Faster RCNN 在 COCO

数据集上的预训练权重,batch size=16,epoch=1000,初始学习率设置为0.0001,学习率衰减方式选择余弦衰减,优化方式选取Adam,其中betas为(0.9,0.999),weight decay为0。在网络训练过程中,模型在验证集上的Loss和epoch的关系如图E3.2所示。

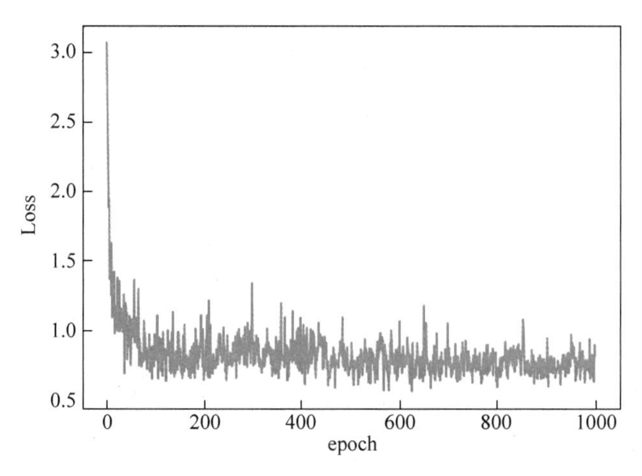

图E3.2 Loss和epoch的关系曲线

3.4 目标检测性能评价

1. 基于指标体系的性能评价

图E3.3给出了IoU阈值(IoU-T)分别取0.5、0.6和0.7时的PR曲线,PR曲线下的面积为AP。随着IoU-T的增加,检测成功的边界框数量会逐渐减少,Faster RCNN的检测性能也随之降低。

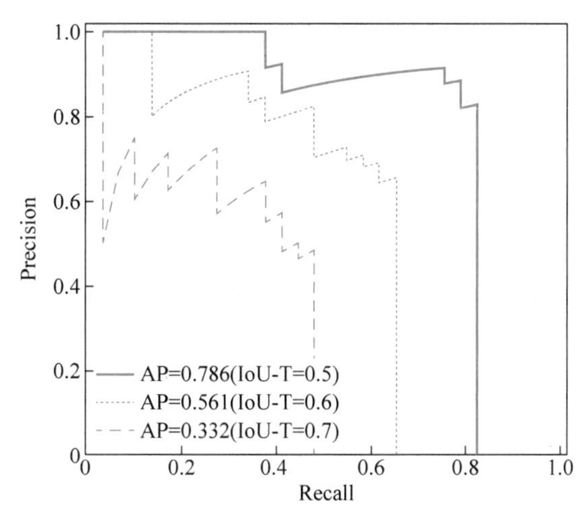

图E3.3 PR曲线

表 E3.2 给出了 Faster RCNN 在 IoU-T 取不同值时的检测性能，其中 Precision 和 Recall 分别对应 PR 曲线最优操作点的纵坐标和横坐标，利用 Precision 和 Recall 可以计算出 F_1-score。

表 E3.2　Faster RCNN 在测试集上的性能

IoU-T	AP	Precision	Recall	F_1-score
0.5	0.786	0.885	0.793	0.836
0.6	0.561	0.692	0.621	0.655
0.7	0.332	0.571	0.414	0.480

图 E3.4 给出了 Faster RCNN 在测试集上的检测效果，预测边界框上方给出了类别置信度。

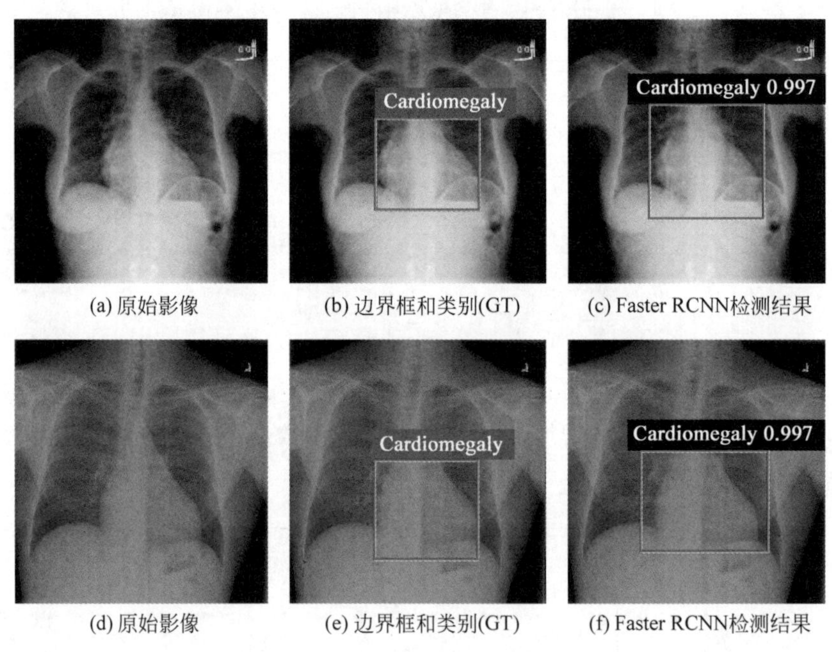

图 E3.4　Faster RCNN 检测效果

该案例展示了如何识别和定位 CXR 中的心影增大，但其存在诸多局限性。首先，数据集的规模太小。其次，测试集中没有心影正常的图像，无法判断模型是否会将正常心影识别为心影增大。最后，该案例只是一个定性的检测，目前已经有很多的方法能够精确计算出心胸比，从而实现心胸比的精准定量评估。

2. 基于压力测试的性能评价

通过改变测试集影像的亮度和对比度对模型进行压力测试，如图 E3.5 所示（IoU-T＝0.5）。显然，在亮度和对比度改变程度较小的情况下，模型的检测性能相对稳定。随着改变程度的逐渐增大，检测性能下降速度加快。与增加亮度和对比度相比，降低亮度和对比度对于检测性能的影响更大。

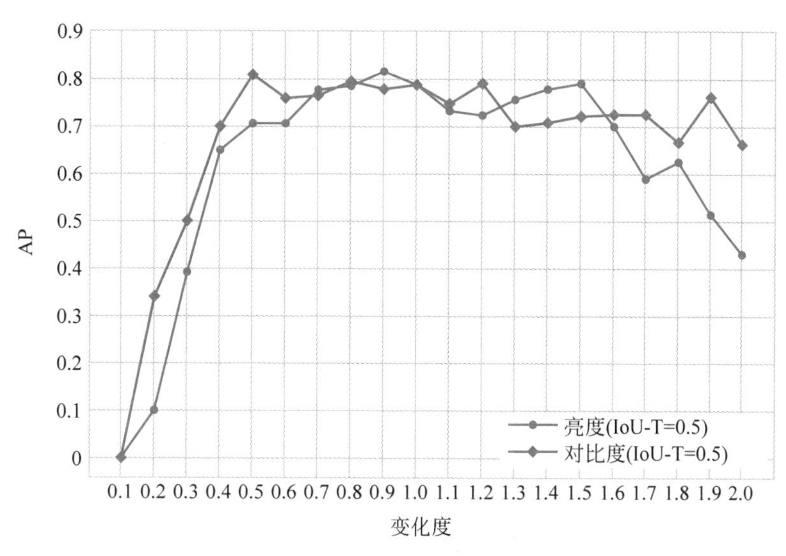

图 E3.5 不同亮度和对比度的改变对目标检测性能的影响

 参考文献

[1] Li T H. cardiomegaly-bounding-box[EB/OL]. https://www.kaggle.com/datasets/tianhaoli1997/cardiomegaly-bounding-box?resource=download.

案例4 红细胞的检测

源代码+数据集

4.1 引言

红细胞是人体外周血液中含量最多的细胞，由于富含血红蛋白而呈红色，其作用主要是运输氧气和二氧化碳，对于促进人体的新陈代谢具有重要作用。人体内的红细胞数量通常维持在一个正常水平，某些疾病状态下会导致其数量发生变化。通过对显微镜下红细胞的数量进行检测统计，可以了解患者红细胞的激素水平，从而判断是否存在贫血或者其他相关疾病。利用深度学习技术可以实现红细胞的自动检测，进而计算出红细胞的数量。

4.2 医学影像数据集

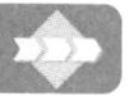

1. 数据集的来源

本案例所使用的 BCCD(Blood Cell Count and Detection，红细胞计数与检测)数据集是用于红细胞检测的一个小规模数据集[1]。该数据集包含 343 幅带有边界框标注的图像，标注类别为红细胞(Red Blood Cell，RBC)。每幅图像上会有多个边界框，总的边界框数量为 3854。图 E4.1 给出了该数据集的样本示例。

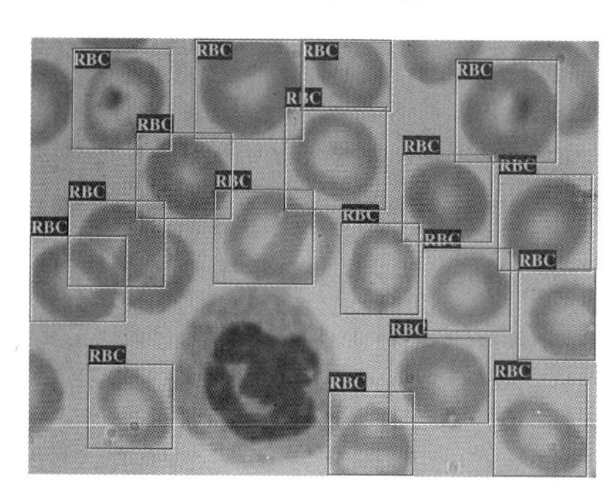

图 E4.1 红细胞数据集样本示例

2. 数据集的划分

将该数据集按照一定比例随机划分为训练集、验证集和测试集，具体划分情况如表 E4.1 所示。

表 E4.1 数据集的划分情况

	训练集	验证集	测试集	总数
图像数量/幅	240	34	69	343
边界框数量	2693	371	790	3854

4.3 网络的训练和测试

该案例基于 Python 3.9 和 Pytorch 1.12.1 实现，计算机硬件资源包括 2 块 NVIDIA GV100 显卡（64GB 显存）。选择 YOLO v7-X 进行模型的训练和测试，输入影像大小为 640×640。超参数方面，加载了 YOLO v7-X 在 COCO 数据集上的预训练权重，batch size=8，epoch=100，初始学习率为 0.01，选择余弦衰减作为学习率衰减方式，优化方式选择 SGD，其中 momentum 为 0.937，weight decay 为 1×10^{-4}。在网络训练过程中，模型在验证集上的 Loss 和 epoch 的关系如图 E4.2 所示。

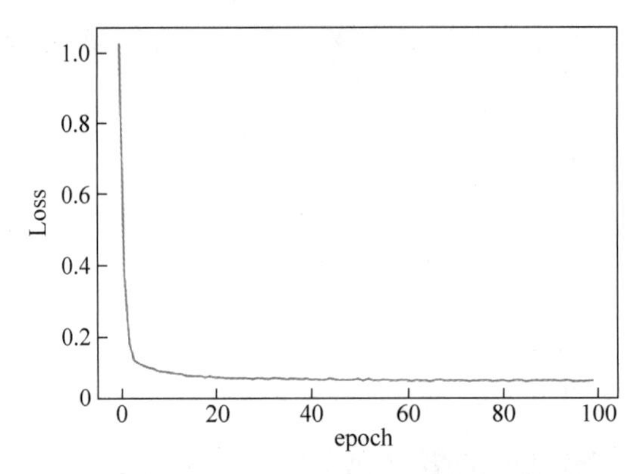

图 E4.2　Loss 和 epoch 的关系曲线

4.4 目标检测性能评价

1. 基于指标体系的性能评价

图 E4.3 展示 YOLO v7-X 在三个不同 IoU-T 下的 PR 曲线。

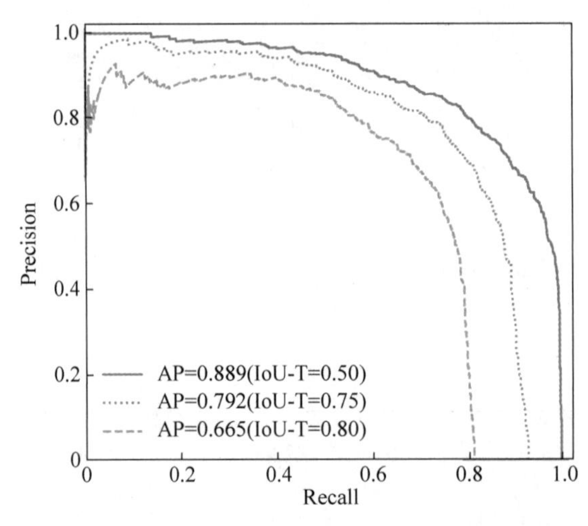

图 E4.3　YOLO v7-X 在三个不同 IoU-T 下的 PR 曲线

表 E4.2 给出了 YOLO v7-X 在三个不同 IoU-T 下的检测性能。

表 E4.2 YOLO v7-X 在测试集上的性能

IoU-T	AP	Precision	Recall	F_1-score
0.50	0.889	0.827	0.787	0.807
0.75	0.792	0.786	0.748	0.767
0.80	0.665	0.715	0.681	0.698

图 E4.4 给出了 YOLO v7-X 在测试集上的检测效果。

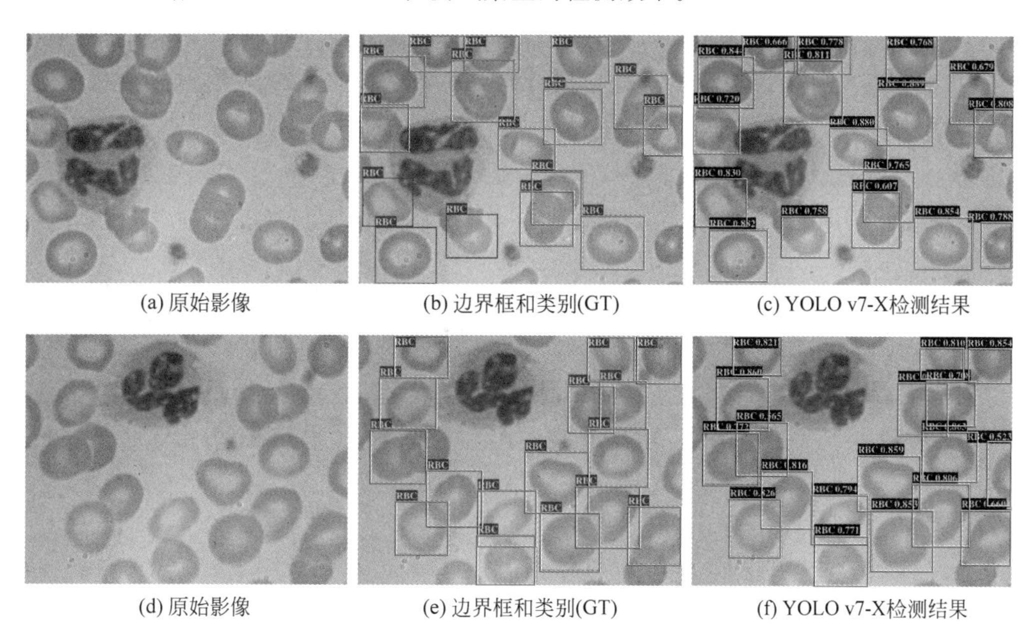

(a) 原始影像 (b) 边界框和类别(GT) (c) YOLO v7-X检测结果

(d) 原始影像 (e) 边界框和类别(GT) (f) YOLO v7-X检测结果

图 E4.4 YOLO v7-X 在测试集上的检测效果

2. 基于压力测试的性能评价

通过改变测试集图像的亮度和对比度来评价模型的抗压能力。图 E4.5 给出了不同亮度和对比度的改变对于模型检测性能的影响。可以发现，在 0.6～1.3 这个范围内，模型的检测性能非常稳定。随着亮度改变程度的继续增加，模型的检测性能快速下降；然而，对比度的变化对于模型的检测性能几乎没有影响。在数据预处理环节，可以更多考虑从亮度上进行数据扩充，从而提高模型对于亮度改变的适应能力。

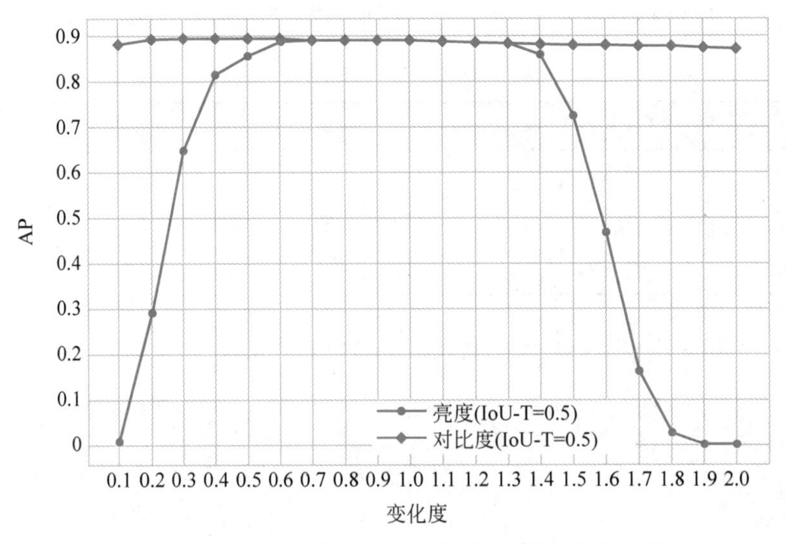

图 E4.5 不同亮度和对比度的改变对目标检测性能的影响

参考文献

[1] 极市. 血细胞图像数据集[EB/OL]. https://www.cvmart.net/dataSets/detail/449?utm_campaign=zywang.

案例5 心脏MRI的分割

源代码+数据集

5.1 引言

心脏作为人体最重要的器官之一，无时无刻不在为人体输送血液、排除代谢产物，从而维持人体内部环境的稳定。心脏疾病严重危害人体健康，早期精准诊断对于临床治疗与预后具有重要意义。心脏 MRI 通过多参数、多平面、多序列等成像方式，可同时对心脏的解剖结构、运动功能和组织形变等进行一站式观察。临床医生需要根据心脏 MRI 影像分割出心室以及心肌内外膜，从而评估心功能以及组织形态的改变。然而，依靠临床医生手动分割含多个时相的心脏 MRI 序列，耗时长且容易引入主观误差。借助深度学习可实现心脏 MRI 的自动精准分割，显著减轻临床医生的工作量。

5.2 医学影像数据集

1. 数据集的来源

本案例所使用的心脏 MRI 数据集源自 MICCAI 2020 心脏公开挑战赛[1]，其主要包含了 Philips、Siemens、GE 和 Canon 四种品牌的磁共振采集的数据，共有 345 例心脏 MRI 序列，其中 320 例 MRI 序列具有标注信息，标注时刻为心脏收缩末期和舒张末期，如图 E5.1 所示，其中绿色 ROI 为左心室（Left Ventricle，LV），橙色 ROI 为右心室（Right Ventricle，RV），红色 ROI 为左心肌（Myocardium，MYO）。

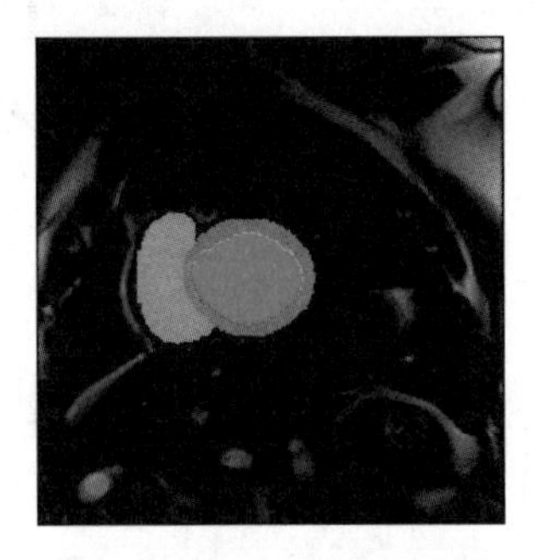

图 E5.1　心脏 MRI 数据集样本示例

2. 数据集的划分

将来源于 Philips、Siemens 和 GE 三种品牌 MRI 成像设备的影像按照一定比例随机划分为训练集、验证集和内部测试集，外部测试集的数据源自 Canon 品牌的 MRI 成像设备，具体划分情况如表 E5.1 所示。

表 E5.1　数据集的划分情况

	Philips	Siemens	GE	Canon	总例数	切片总数
训练集	97	59	33	—	189	2937
验证集	13	11	3	—	27	419
内部测试集	15	25	14	—	54	895
外部测试集	—	—	—	50	50	835
总计	125	95	50	50	320	5086

5.3 网络的训练和测试

该案例基于 Python 3.9 和 Pytorch 1.12.1 实现，硬件资源包括 2 块 NVIDIA GV100 显卡（64GB 显存）。选择 SwinUNet 进行模型的训练和测试，输入影像大小为 224×224。超参数方面，加载了 Swin-tiny 在 ImageNet 上的预训练权重，batch size=8，epoch=60，初始学习率为 0.01，采用指数衰减方式（gamma=0.9），优化方式选择 SGD，其中 momentum 为 0.9，weight decay 为 1×10^{-4}。在网络训练过程中，模型在验证集上的 Loss 和 epoch 的关系如图 E5.2 所示。

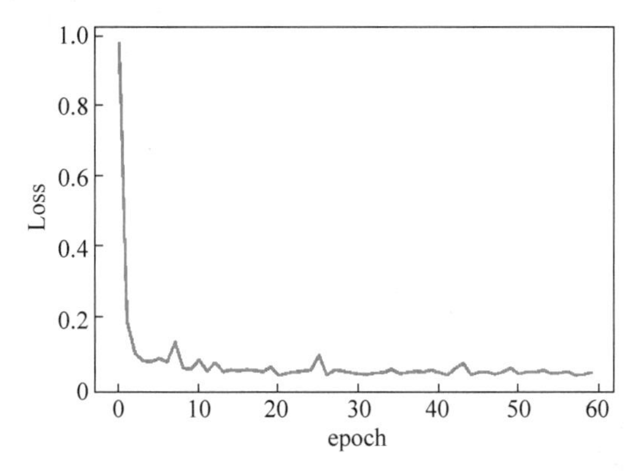

图 E5.2　Loss 和 epoch 的关系曲线

5.4 分割性能评价

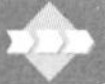

表 E5.2 展示了 SwinUNet 在内部测试集和外部测试集上的性能表现。

表 E5.2　SwinUNet 在测试集上的性能

测试集	指标	LV	RV	MYO	Average
内部测试集	DSC	0.919	0.757	0.871	0.849
	IoU	0.870	0.698	0.779	0.782
	PPV	0.926	0.754	0.856	0.845
	HD	2.093	3.334	2.970	2.799
外部测试集	DSC	0.860	0.651	0.764	0.758
	IoU	0.793	0.584	0.648	0.675
	PPV	0.908	0.698	0.759	0.788
	HD	2.629	4.580	3.498	3.569

图 E5.3～图 E5.5 给出了 SwinUNet 在内部测试集上的分割结果，图 E5.6 给出了 SwinUNet 在外部测试集的分割结果。从上述结果可以看出，SwinUNet 在外部测试集上的性能低于内部测试集，这是由于不同品牌设备所采集影像之间存在差异，模型泛化能力的不足使得其在外部测试集上的性能有所降低。

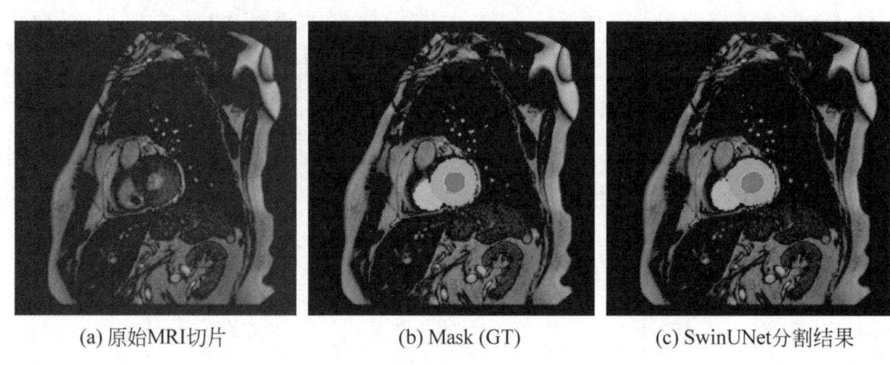

(a) 原始MRI切片　(b) Mask (GT)　(c) SwinUNet分割结果

图 E5.3　SwinUNet 在内部测试集的分割结果(Philips)

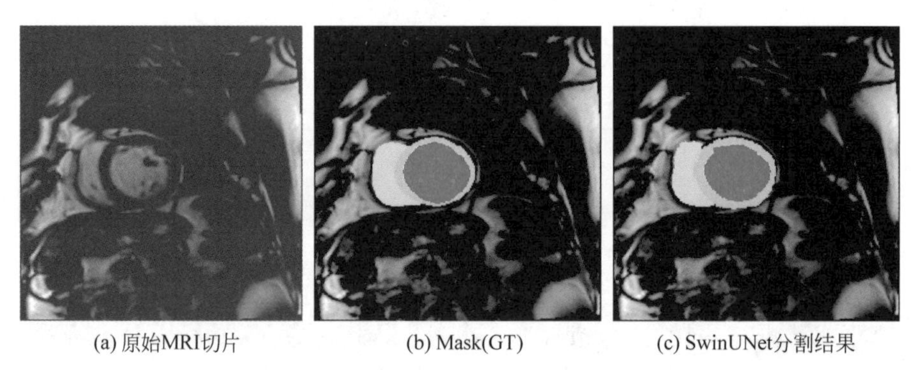

(a) 原始MRI切片　(b) Mask(GT)　(c) SwinUNet分割结果

图 E5.4　SwinUNet 在内部测试集的分割结果(Siemens)

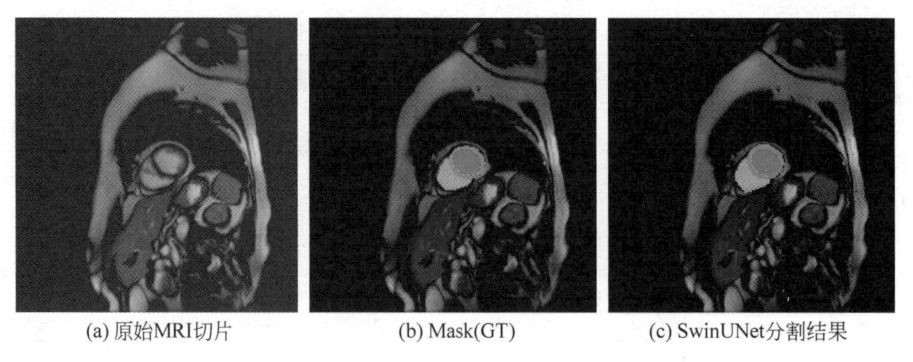

(a) 原始MRI切片　(b) Mask(GT)　(c) SwinUNet分割结果

图 E5.5　SwinUNet 在内部测试集的分割结果(GE)

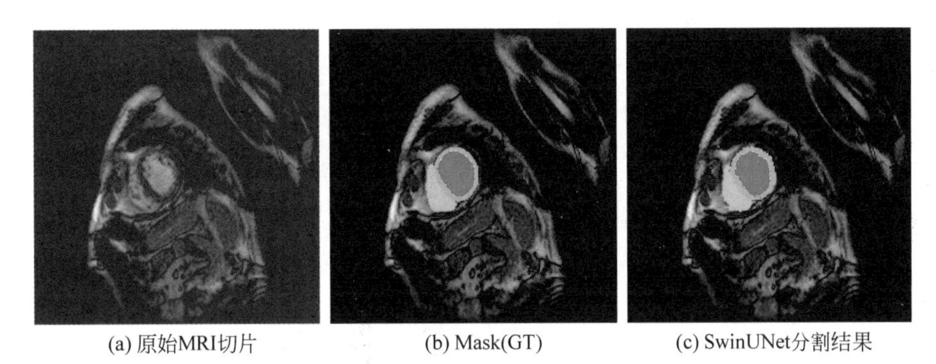

图 E5.6 SwinUNet 在外部测试集的分割结果(Canon)

参考文献

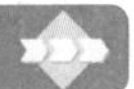

[1] Campello V M, Gkontra P, Izquierdo C, et al. Multi-centre, multi-vendor and multi-disease cardiac segmentation: the M&Ms challenge[J]. IEEE Transactions on Medical Imaging, 2021, 40(12): 3543-3554.

案例6

超声心动图的分割

源代码+数据集

6.1 引言

超声心动图主要用于可疑或已确诊心脏病患者的检查。通过超声心动图可以测量心房、心室大小和心肌厚度。因此，针对心脏结构的分割是分析二维超声心动图的重要步骤，在临床评价心脏形态和功能方面起着重要作用。例如，左心室（LV）的射血分数（Ejection Fraction，EF）是检测心功能的重要指标，要准确提取左心室的射血分数，需要分割出左心室舒张末期和收缩末期的心内膜。因此，超声心动图的精准分割对于心脏疾病的临床诊断和治疗具有重要意义。

6.2 医学影像数据集

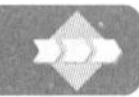

1. 数据集的来源

本案例使用心脏超声公开数据集 Camus 作为实验数据[1]，该数据集包括法国圣艾蒂安大学医院获取的 450 名患者的二维超声心动图。使用 GE Vivid E95 型超声扫描仪采集心脏的超声影像，患者的二维心尖两腔和四腔视图序列均由 EchoPAC 分析软件导出，每名患者的超声心动图有 4 幅，总计 1800 幅，标注 ROI 包括绿色区域的左心室（LV）、蓝色区域的心肌（MYO）和红色区域的左心房（Left Atrium，LA），标注时刻为心脏收缩末期和舒张末期，如图 E6.1 所示。对该数据集进行训练，可以实现超声心动图中 LV、MYO 和 LA 的自动分割，为后续定量分析提供支持。

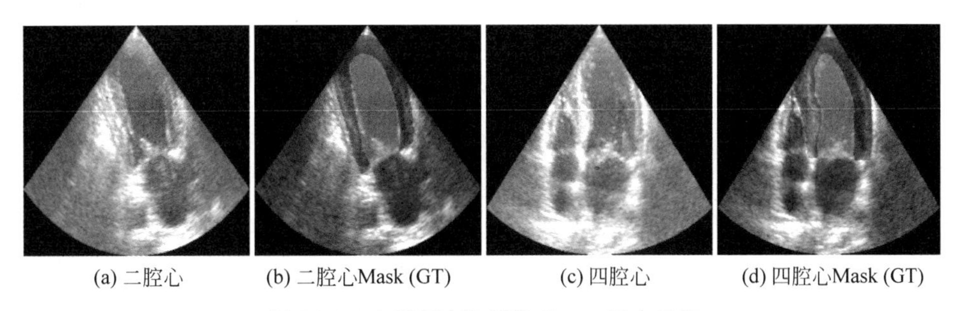

(a) 二腔心　(b) 二腔心Mask (GT)　(c) 四腔心　(d) 四腔心Mask (GT)

图 E6.1　心脏超声数据集 Camus 样本示例

2. 数据集的划分

将该数据集按照一定比例随机划分为训练集、验证集和测试集，具体划分结果如表 E6.1 所示。

表 E6.1　数据集的划分情况　　单位：幅

	二腔心	四腔心	总计
训练集	630	630	1260
验证集	90	90	180
测试集	180	180	360
总计	900	900	1800

6.3 网络的训练和测试

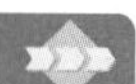

该案例基于 Python 3.9 和 Pytorch 1.12.1 实现，硬件资源包括 2 块 NVIDIA GV100 显卡（64GB 显存）。综合考虑影像质量和类别数量等因素，深度网络选择 TransUNet，其中卷积部分使用 ResNet50，Transfomer 层使用 ViT-base，输入影像大小为 224×224。在超参数方面，Transformer 层使用了 ViT-base 在 ImageNet 上的预训练权重，batch size＝4，epoch＝60，初始学习率为 0.0001，采用指数衰减方式（gamma＝0.9），优化方式选择 SGD，其中 momentum 为 0.9，weight decay 为 1×10^{-4}。在网络训练过程中，模型在验证集上的 Loss 和 epoch 的关系如图 E6.2 所示。

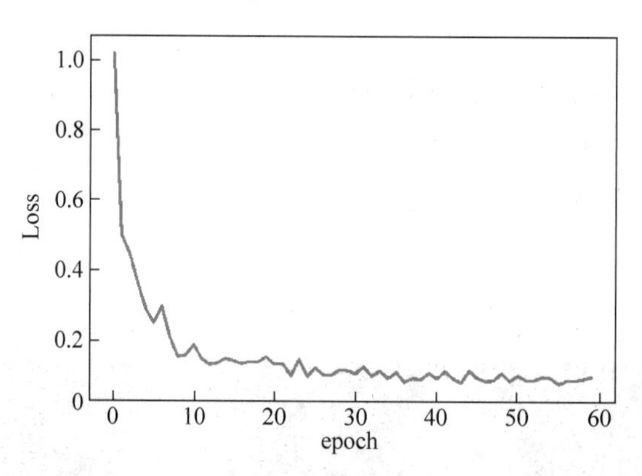

图 E6.2　损失函数值和 epoch 之间的关系

6.4 分割性能评价

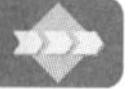

采用 PPV、DSC、IoU 和 HD 对 TransUNet 在测试集上的分割性能进行评价。表 E6.2 分别给出了模型对于 LV、MYO 和 LA 的分割性能。

表 E6.2　TransUNet 在测试集上的性能

	PPV	DSC	IoU	HD
LV	0.905	0.918	0.851	17.450
MYO	0.855	0.869	0.737	11.550

续表

	PPV	DSC	IoU	HD
LA	0.893	0.912	0.815	6.260
平均	0.884	0.900	0.801	11.753

图 E6.3 给出了 TransUNet 在测试集上的分割结果。可以看出，对于难度较大的超声心动图的多类别分割，TransUNet 取得了不俗的分割性能，充分表明了 TransUNet 在医学影像分割中的应用潜力。

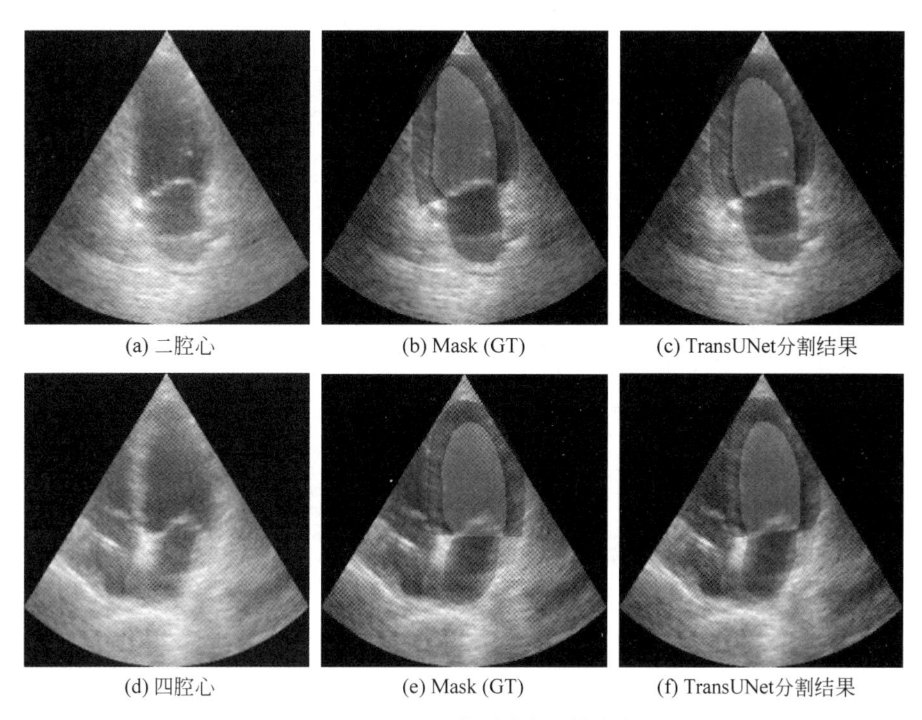

(a) 二腔心　(b) Mask (GT)　(c) TransUNet分割结果

(d) 四腔心　(e) Mask (GT)　(f) TransUNet分割结果

图 E6.3　TransUNet 在测试集上的分割结果

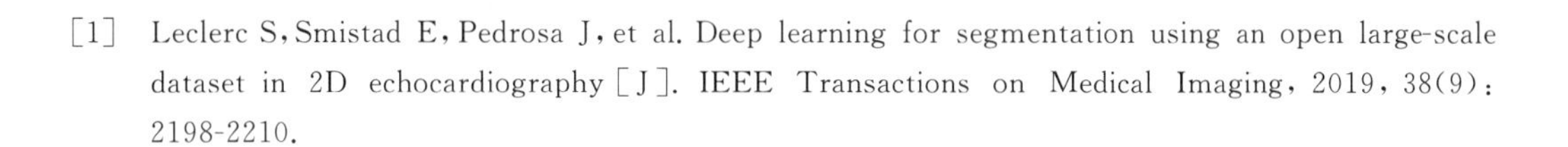

参考文献

[1] Leclerc S, Smistad E, Pedrosa J, et al. Deep learning for segmentation using an open large-scale dataset in 2D echocardiography[J]. IEEE Transactions on Medical Imaging, 2019, 38(9): 2198-2210.

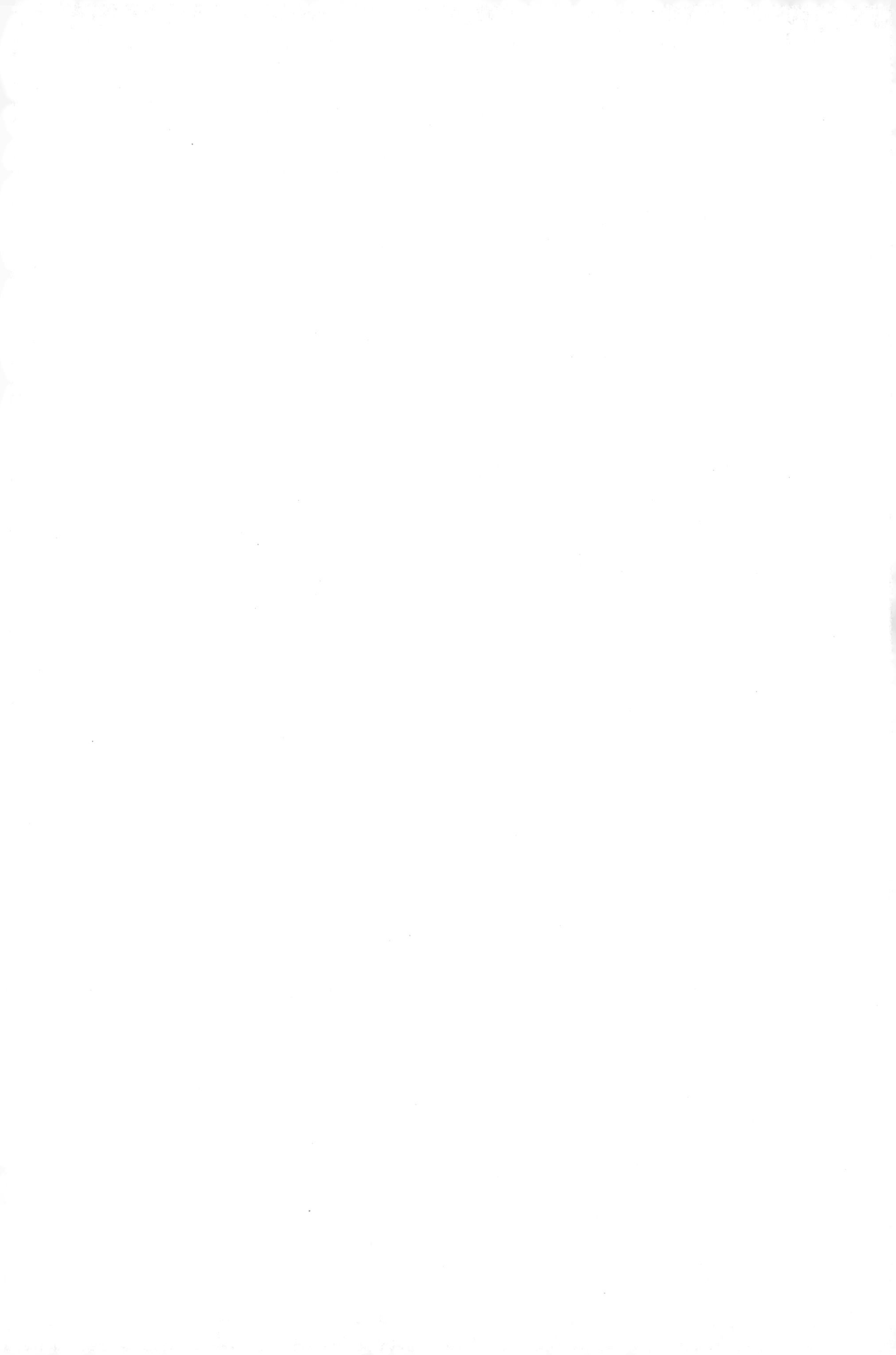